Ultrassonografia da Tireoide

Nota: A medicina é uma ciência em constante evolução. À medida que novas pesquisas e experiências ampliam os nossos conhecimentos, são necessárias mudanças no tratamento clínico e medicamentoso. Os autores e o editor fizeram verificações junto a fontes que se acredita sejam confiáveis, em seus esforços para proporcionar informações acuradas e, em geral, de acordo com os padrões aceitos no momento da publicação. No ertanto, em vista da possibilidade de erro humano ou mudanças nas ciências médicas, nem os autores e o editor nem qualquer outra parte envolvida na preparação ou publicação deste livro garantem que as instruções aqui contidas são, em todos os aspectos, precisas ou completas, e rejeitam toda a responsabilidade por qualquer erro ou omissão ou pelos resultados obtidos com o uso das prescrições aqui expressas. Incentivamos os leitores a confirmar as nossas indicações com outras fontes. Por exemplo e em particular, recomendamos que verifiquem as bulas em cada medicamento que planejam administrar para terem a certeza de que as informações contidas nesta obra são precisas e de que não tenham sido feitas mudanças na dose recomendada ou nas contraindicações à administração. Esta recomendação é de particular importância em conjunto com medicações novas ou usadas com pouca frequência.

Ultrassonografia da Tireoide

Jean Tramalloni
Radiologue,
Praticien attaché au service de radiologie adultes de
l'hôpital Necker, Paris.

Hervé Monpeyssen
Thyroïdologue,
Praticien attaché au service de radiologie adultes de
l'hôpital Necker, Paris.

Prefácio da Primeira Edição
J.-F. Moreau

Revisão Técnica
Osmar de Cássio Saito
Doutorado em Medicina pela USP
Médico-Supervisor Assistente de Direção no INRAD do HC – FMUSP

Segunda Edição

REVINTER

Ultrassonografia da Tireoide, Segunda Edição
Copyright © 2016 by Livraria e Editora Revinter Ltda.

ISBN 978-85-372-0679-9

Todos os direitos reservados.

É expressamente proibida a reprodução deste livro, no seu todo ou em parte, por quaisquer meios, sem o consentimento, por escrito, da Editora.

Desenhos:
CAROLE FUMAT E GUILLAUME BLANCHET

Tradução:
SANDRA LOGUERCIO
Tradutora Especializada na Área da Saúde, RS

Revisão Técnica:
OSMAR DE CÁSSIO SAITO
Doutorado em Medicina na Área de Radiologia pela FMUSP
Médico-Supervisor Assistente no Setor de Ultrassom do
Instituto de Radiologia (InRad) do Hospital das Clínicas da
Faculdade de Medicina da Universidade de São Paulo (HCFMUSP)
Membro Titular do Colégio Brasileiro de Radiologia (CBR) e do
American College of Radiology (ACR)

CIP-BRASIL. CATALOGAÇÃO NA PUBLICAÇÃO
SINDICATO NACIONAL DOS EDITORES DE LIVROS, RJ

T692u

    Tramalloni, J.
    Ultrassonografia da tireoide/J. Tramalloni, H. Monpeyssen; tradução Sandra Loguercio. – [2. ed.] – Rio de Janeiro: Revinter, 2016.
    il.

    Tradução de: Échographie de la thyroïde
    Inclui bibliografia
    ISBN 978-85-372-0679-9

    1. Glândula tireoide. 2. Glândula tireoide – Doenças. 3. Glândula tireoide – Cirurgia. I. Monpeyssen, H. II. Título.

16-29612   CDD: 616.44
                              CDU: 616.44

Esta edição da obra ULTRASSONOGRAFIA DA TIREOIDE, 2ª Edição por Jean Tramalloni e Hervé Monpeyssen, foi publicada conforme acordo com a Elsevier Masson SAS, uma associada da Elsevier Inc.

This edition of ECHOGRAPHIE DE LA THYROÏDE, 2nd edition by Jean Tramalloni and Hervé Monpeyssen, is published by arrangement with Elsevier Masson SAS, an affiliate Elsevier Inc.

Título original:
Échographie de la thyroïde, 2ᵉ édition
Copyright © 2013 by Elsevier Masson SAS.
ISBN 978-2-294-71128-2

Livraria e Editora REVINTER Ltda.
Rua do Matoso, 170 – Tijuca
20270-135 – Rio de Janeiro – RJ
Tel.: (21) 2563-9700 – Fax: (21) 2563-9701
livraria@revinter.com.br – www.revinter.com.br

Apresentação

A tireoidologia tornou-se, já há alguns anos, uma realidade na França, com uma formação específica e uma publicação internacional dedicada à especialidade. A ultrassonografia de tireoide é reconhecida, de modo unânime, como o exame de diagnóstico por imagem em patologia nodular e no câncer de tireoide.

A necessidade de uma nova edição (a primeira edição francesa é de 2006) foi sentida com o surgimento da classificação TI-RADS que, a nosso ver, constitui uma verdadeira revolução na prática da ultrassonografia para detecção de nódulos de tireoide. Com efeito, assim como ocorre com o sistema BI-RADS para a patologia mamária, o sistema TI-RADS atribui, desde então, ao ultrassonografista, o papel principal na escolha dos nódulos que serão puncionados. Esta revolução deve ser aceita pelos clínicos, o que supõe um rigor extremo por parte do ultrassonografista. Este deve lembrar que suas constatações e conclusões terão um papel determinante no estabelecimento do diagnóstico e do tratamento do paciente. Falta, por outro lado, porém, um estudo prospectivo multicêntrico que comprove o valor desse sistema.

A elastografia, mais recente técnica da ultrassonografia, já é considerada uma ferramenta para diagnóstico de ponta, de fácil realização e que vem integrada à segunda versão da classificação TI-RADS, que será publicada em breve. Ela é objeto de um capítulo especial desta segunda edição.

O acompanhamento pela ultrassonografia dos cânceres operados aparece agora bem codificado pelas *Recomendações de Boa Prática* publicadas nos últimos anos na Europa e nos Estados Unidos. Também nesta área, o ultrassonografista que realiza esse tipo de exame deve curvar-se a uma aprendizagem da técnica, pois é de suma importância que se produzam exames de qualidade e padronizados conforme os dados precisos fornecidos pelas *Recomendações*. É importante lembrar que, neste caso, também, a determinação do tratamento terapêutico para o paciente dependerá de suas conclusões.

A citopunção tireoidiana ecoguiada continua sendo o exame de referência para finalizar a seleção dos nódulos que serão operados. Nesta edição, portanto, continua sendo objeto de um capítulo à parte.

Finalmente, o capítulo ainda desconhecido da ultrassonografia funcional de tireoide foi retomado e enriquecido em função dos últimos trabalhos publicados sobre o tema.

Espera-se que o leitor encontre nesta obra material para melhorar sua prática em ultrassonografia, caso ele mesmo seja um especialista em imagenologia de tireoide, ou para compreender melhor as novas possibilidades que o exame por imagem pode oferecer-lhe no estudo de seus pacientes, caso ele seja um clínico. Os autores agradecem ao editor, que enriqueceu esta nova versão com um conteúdo multimídia, que traz a dimensão da ecoscopia, permitindo uma ilustração mais próxima da realidade dos exames, especialmente em ultrassonografia com Doppler colorido e em elastografia.

Jean Tramalloni
Hervé Monpeyssen

Prefácio à primeira edição

A imagenologia das glândulas endócrinas do pescoço é uma das mais novas disciplinas da medicina. Ainda que a descrição dos bócios remonte à Antiguidade, a patologia do corpo tireoide levou muito tempo para ser reconhecida, especificamente, no conjunto confuso das "glândulas" e de seus "humores". Nem Hipócrates nem Galiano tratam do assunto de forma clara. Embora tenham laringotraqueotomizado os asfíxicos muito antes do nascimento de Cristo, a incisão transversal da traqueia é uma técnica recente que deve tudo aos anatomistas dos últimos séculos. A descrição clínica das síndromes de hipo e de hipertireoidismo data da segunda metade do século XIX. A hormonologia lançou a endocrinologia como conceito: a descoberta da tiroxina e do tireoestimulante hipofisário (TSH) data da primeira metade do século XX. O lipiodol – sintetizado pelo laboratório Guerbet (França) na mesma época – para tratar a arteriosclerose e a artrose, prevenia o mixedema por carência de iodo saturando a glândula tireoide *ad perpetuam*, muito antes de se tornar um produto de contraste radiológico.

A imagenologia da tireoide iniciou com a aplicação da radioatividade artificial na cintilografia, antecedida, em 1940, pelo estudo do metabolismo do iodo-131 realizado por Hamilton e Soley (Estados Unidos) e por algumas autorradiografias das peças de tireoidectomia. Na França, P. Sue e M. Tubiana lançaram, em 1951, a cartografia tireoidiana com iodo-131 por varredura manual do pescoço. Foi na *Mayo Clinic* (EUA), na mesma época, que surgiu o primeiro cintilógrafo automático. Um primeiro desmembramento da patologia tireoidiana nascia com o desenvolvimento conjunto dos testes biológicos de Querido e de Werner (França). A maturidade foi atingida com a gama-câmara tipo Anger (ou câmara de cintilação) e o uso do tecnécio-99 m, que resultou em uma classificação da patologia tumoral em nódulos quentes e frios, conforme fixam ou não o isótopo nos tecidos. Fosse feita com iodo-131 ou com tecnécio-99 m, a cintilografia não permitia, sozinha, reconhecer os cistos da tireoide dos cânceres. A punção pré-operatória só podia ser aplicada nos nódulos palpáveis, e muitos se preocupavam com os riscos de tal biópsia em caso de lesões cancerosas. Como aconteceu com Gabriel Vallée, chefe do serviço de medicina nuclear do grupo hospitalar *Necker-Enfants malades* (França), que passou por esta triste experiência e a abandonou. Por outro lado, porém, ele foi o primeiro a dispor de uma câmara de cintilação em hospital público de Paris, onde acumulou um enorme inventário de doenças da tireoide.

Deve-se sempre prestar homenagem aos pioneiros da utrassonografia que abriram caminho partindo de uma difícil aplicação da ecografia A, depois da ecografia B de baixo nível de cinza nos tecidos moles superficiais. A escola de Thérèse Planiol* e de Léandre Pourcelet, na cidade de Tours (França), foi uma das pioneiras. Na verdade, a ecografia da tireoide levou 3 décadas até se impor no último quarto de século, antes do ano 2000. Foi preciso esperar o desenvolvimento de sondas de alta frequência – no mínimo 5 MHz – e escalas mínimas de 16 níveis de cinza para que os ecografistas pudessem dispor de diagnósticos anatômicos e estruturais suficientemente precisos para ganhar a confiança dos demais médicos.

Na França, os progressos decisivos vieram da qualidade do ecógrafo digital de varredura manual "Sonia", equipado com a sonda de 7 MHz, criado pelo engenheiro Drory da CGR e testado no hospital Necker, em 1979: este aparelho se impôs nacionalmente em razão da qualidade da definição tecidual e de seu excelente rendimento em profundidade, apesar dos grandes concorrentes. Já no congresso da Sfaumb *(Société Francophone pour l'Application des Ultrasons en Médecine et en Biologie)*, em Marseille, em setembro de 1979, era introduzida a descrição das necroses dos adenomas da tireoide não secretantes e dos primeiros adenomas de paratireoide. Os ecografistas americanos abandonaram o *compound* de varredura manual antes dos franceses – apesar dos excelentes resultados de seus modos B analógicos – pelos ecógrafos em tempo real de alta frequência. O aparelho de referência da época era o *Picker microview* dotado de uma excelente sonda de 10 MHz, que se destacava pelo desenho tecidual, mas não mostrava bem, em profundidade, a parede posterior quando os pescoços eram espessos. No início dos anos 1980, todo o meio ecográfico se converteu à ecografia digital. Os progressos a partir daí só foram aumentando. Um dos momentos de consagração da utilidade inegável da ultrassonografia da tireoide ocorreu com o tratamento iterativo das populações irradiadas após a explosão da central nuclear de Chernobyl, em 1986.

O pescoço anterior, pré-vertebral, é uma região anatômica de uma extrema complexidade. A anatomia normal orgânica e topográfica era muito mal conhecida dos médicos e dos estudantes em medicina. Tomodensitometria e ultrassonografia tornaram o estudo vivo, mostrando, especialmente, a importância dos morfotipos na explicação de certos erros clínicos comuns. Muitos pescoços longilíneos, sobretudo das jovens, foram abusivamente tratados como "bócios" hipotéticos antes que a ecografia revelasse que os especialistas tomavam, na verdade, a coluna cervical por "pescoço-de-cisne" e a proeminência do bloco laríngeo por tireoides, sendo que eram perfeitamente normais. A primeira grande manifestação internacional, "A Ultrassonografia do Pescoço", dedicando um lugar à ecografia na exploração geral do pescoço anterior, ocorreu em julho de 1982 e foi organizada em Paris, por nossa iniciativa. Nesta ocasião, consagrou-se o papel pioneiro das equipes francesas e belgas no desenvolvimento de um diagnóstico por imagem que se

---

*N. do T.: Professora, médica e especialista em medicina nuclear e ultrassonografia, Thérèse Planiol é mundialmente conhecida como uma das pioneiras da medicina nuclear da segunda metade do século XX.

voltou justamente para a estratégia de exploração e de tratamento das endocrinopatias. Além de Necker, foram particularmente inovadores Jocelyne Poncin, Max Hassan, Jean-Noël Bruneton, na França, e nossa muito saudosa Luce Carlier-Conrads, na Bélgica, que escreveu comigo o primeiro livro dedicado à imagem das glândulas endócrinas do pescoço.

A ultrassonografia, quando obteve resoluções teciduais da ordem do milímetro, atribuiu uma nova classificação aos nódulos tireoidianos em três grupos: os nódulos sólidos, líquidos ou mistos, únicos ou múltiplos. A punção dos nódulos com objetivo diagnóstico tornou-se uma técnica menos arriscada, perdendo seu caráter cego. O estudo do parênquima da glândula tireoide não tumoral tornou-se preciso graças à capacidade de a ultrassonografia de alta resolução descobrir novas propriedades físicas, visualizando as calcificações e as modificações da ecogenicidade para mais ou para menos. Este desempenho ficou ainda melhor com a introdução rotineira do Doppler-triplex, no início dos anos 1990, que informou sobre a vascularização da glândula e de seu meio.

Nem tudo, porém, aconteceu de modo tão simples, como pode parecer, na França como em outros lugares, onde o *lobby* dos médicos nuclearistas se manifestou de maneira relativamente intensa contra a ecografia que avançava em múltiplas direções. Apesar dos esforços dos pioneiros e deste servidor em particular, os radiologistas universitários, na França, ficaram, por muito tempo, reticentes em relação à inclusão do ensino da ecografia da tireoide no programa do *Certificat d'études spéciales de radiologie* com opção diagnóstica. É verdade que não se podia criar um espaço para ela senão no módulo de neurorradiologia, proprietária do pescoço! Hoje ninguém mais contesta a primazia da ecografia ultrassonora em uma primeira abordagem, pois ela é precisa, simples, econômica e segura para a imagem do corpo tireoide... após uma palpação manual do pescoço realizada tradicionalmente.

Ninguém melhor, em Paris, do que Jean Tramalloni para expor as dificuldades do diagnóstico médico por imagem na realização de seu papel utilitário de rotina diária. Com seu maravilhoso ecógrafo *Unirad*, ele esteve presente nos avanços da área desde os anos 1980, no hospital Notre-Dame de Bon Secours, para se impor como um dos especialistas mais renomados. Incansavelmente, desde então, ele garante uma impressionante atividade que associa a produção de ultrassonografias diagnósticas e intervencionistas, uma pesquisa clínica avançada e um ensino teórico e prático intensivo e extensivo. Foi uma grande alegria, para mim, poder trazê-lo como membro para meu serviço do hospital Necker que perdura com Olivier Hélénon. Neste, ele coordena, juntamente com Hervé Monpeyssen, oficinas de formação prática de inúmeros especialistas em imagenologia. Trabalha, também, com Jean-Michel Corréas na aplicação dos protocolos de microbolhas para refinar ainda mais a precisão dos diagnósticos de lesões. Assim, ele propõe um manual didático simples, eficaz e completo para que os doentes possam ser examinados onde quer que estejam por ultrassonografias de qualidade, praticadas por médicos de referência experientes.

Hervé Monpeyssen, endocrinologista de formação, é um desses clínicos que se interessaram muito cedo pela imagenologia dentro de sua área de especialidade. A ultrassonografia teve de batalhar, por muito tempo, para se impor em tireoidologia. Se hoje é reconhecida nesta disciplina, é graças a pessoas como ele, que aceitaram uma formação de base em imagenologia ultrassonora, que aprenderam a técnica com radiologistas competentes a quem levaram seus conhecimentos do órgão e de sua patologia. Desta colaboração nasceu um método de exame lógico, adequado às necessidades dos clínicos, servindo-se de todas as opções da técnica ultrassonográfica.

Jean Tramalloni relata-me, regularmente, os efeitos paradoxais negativos que correm o risco de desestabilizar, a curto prazo, o avanço da ultrassonografia da tireoide. Muitos são os radiologistas que abandonam a prática da ultrassonografia em troca das técnicas de tomodensitometria e de ressonância magnética nuclear, menos cansativas e mais vantajosas em termos de remuneração, mas também mais dispendiosas e menos adequadas à medicina geral. Muitos são, também, aqueles que seguem a tendência quando um monopólio que eles abandonam corre o risco de passar para as mãos de outras corporações, médicas ou não. A radiologia francesa pode orgulhar-se de ser representada hoje, em plano nacional, por um "quinquagenário" tão generoso em seus esforços quanto exigente consigo mesmo e com sua disciplina, como é Jean Tramalloni. Ele tem o reconhecimento europeu, tendo sido convidado a expor sobre a prestigiosa *"Thérèse Planiol Lecture"*, no Congresso bienal de Efsumb, Euroson 2005, em Genebra.

Agradecemos a ele por tudo isso e, sobretudo, por não ter deixado de nos surpreender com suas descobertas e com aquelas que ainda estão por vir.

Jean-François Moreau
Professor honorário e consultor na Universidade Paris V
Faculdade de Medicina René-Descartes
Antigo chefe do serviço de radiologia do Hospital Necker, Paris

Referências bibliográficas

HO Anger: Scintillation camera. Rev Sci Instr 1958, 29, 27.
JN Bruneton: Ultrasonography of the neck. Berlin, 1987, Springer Verlag.
JG Hamilton, JH Laurence: Recent clinical development in the therapeutic application of Radio-Phosphorus and Radio-Iodine. J Clin Invest, 1942, 21, 624.
JF Moreau, L Carlier-Conrads: Imagerie diagnostique des glandes thyroïde et parathyroïdes. Paris, 1984, Vigot.
Th Planiol, G Garnier, L Pourcelot: L'association de la thermographie et de l'échographie bidimensionnelle à la scintigraphie dans l'étude des nodules froids thyroïdiens. Ann Radiol, 1971, 14, 695.
J Viateau-Poncin, M Hassan: Échographie thyroïdienne. Vigot. Paris 2e éd. 1992.
A Querido, JV Stanbury: Response of thyroid gland to thyrotropic hormone. J Clin Endocr 1950, 10, 1192.

P Sue, M Tubiana: Examen topographique de la glande thyroïde par mesure externe du rayonnement gamma émis par l'I^{131}. C.R. Acad. Sciences, 1951, 232, 572.

Tramalloni, J. Merceron, R. E. Voillemot, N: Cytoponction thyroïdienne échoguidée à l'aiguille fine des nodules thyroïdiens non palpables. J Échographie Med Ultrasons 1987, 10, 270-4.

G Vallée, JF Moreau, R Doumith, S Hamidou, B Ody: Techniques et résultats des explorations du corps thyroïde. Encyclopédie Médico-Chirurgicale, Paris, Radiodiagnostic III, 32700A10, 12-1981.

Sumário

Abreviaturas... xvii

1 Tireoide normal e variantes 1
Generalidades 1
Embriologia [1]. Anomalias embriológicas: ectopias [2]. Anatomia [3]. Fisiologia [11]
Técnica ultrassonográfica... 15
Material ultrassonográfico [15]. Posição do paciente [15]. Cortes ultrassonográficos [16]. Conteúdo mínimo do exame de ultrassonografia [16]
Aspectos ultrassonográficos normais.................................. 17
Lobos laterais [17]. Istmo [18]. Lobo piramidal [19]
Variantes anatômicas... 20
Variações da forma [20]. Variações de tamanho [21]. Variações de situação [25]

2 Bócios 27
Generalidades 27
Topografia 27
Técnicas de exame 28
Diferentes bócios 28
Perguntas a serem formuladas diante de um bócio [28]. Trata-se, realmente, de um bócio? [28]. Esse bócio apresenta sinais de compressão? [30]. Estamos em um contexto de distireoidia? [31]. Trata-se de um bócio nodular? [34]. Trata-se de um bócio doloroso? [35]. Se as quatro respostas forem negativas [38]

3 Nódulos 43
Epidemiologia... 43
Anatomopatologia 44
Definição de um nódulo 44
Diagnóstico positivo 44
Diagnóstico diferencial 46
Descrição ultrassonográfica... 47
Ecoestrutura [47]. Ecogenicidade [49]. Contornos [51]. Forma [51]. Contato capsular [51]. Calcificações [54]. Vascularização [57]. Consistência do nódulo: elastografia [58]
Localização 58
Sistema TI-RADS 58
Diagnóstico de um nódulo.. 62

Acompanhamento dos nódulos 64
Casos particulares 66
Nódulos na criança [66]. Nódulos e gravidez [66]. Nódulo tireoidiano de descoberta fortuita: incidentaloma [67]

4 Cânceres 69
Revisão anatomopatológica e epidemiológica 69
Cânceres nodulares 71
Diferentes tipos de cânceres nodulares [71]. Argumentos ultrassonográficos de suspeita de malignidade [71]. Aspecto ultrassonográfico e tipo histológico dos cânceres tireoidianos [81]
Carcinomas difusos 84
Carcinoma papilar esclerosante difuso [84]. Linfoma [84]. Câncer anaplásico [85]
Tratamentos 86
Câncer diferenciado [86]. Câncer medular [89]. Câncer indiferenciado [92]. Caso particular: microcarcinoma [92]

5 Tireoidites 97
Tireoidites linfocíticas 97
Tireoidite subaguda de De Quervain-Crile ou tireoidite granulomatosa .. 97
Clínica e biologia [97]. Ultrassonografia [98].
Tireoidites agudas 103
Em fase pré-supurativa [104]. Em fase de coleção [104]. Evolução [105]
Tireoidite fibrosa de Riedel 106

6 Distireoidismos 109
Modificações ultrassonográficas relacionadas com distireoidismo 109
Mecanismos [109]. Manifestações no ultrassom [109]
Tireopatias autoimunes (TAI) 112
Doença de Basedow (DB) [112]. Tireoidites linfocíticas (TL) [122]
Tireoidite subaguda de De Quervain-Crile ou tireoidite granulomatosa .. 130
Síndromes de autonomização 130
Detecção dos nódulos autonomizados [130]. Nódulo autônomo [132]. Autonomização difusa [134]
Tireopatias iatrogênicas 134
Tireopatias relacionadas com o iodo [135]. Outros agentes iatrogênicos [137]
Outras formas 139
Tireotoxicose gestacional transitória [139]. Secreção inadequada de TSH [140].
Classificação dos distireoidismos 141

7 Tireoide tratada 145
Tratamentos medicinais 145
Tratamento com iodo [145]. Tratamento por L-tiroxina [145]. Antitireoidianos de síntese (ATS) na doença de Basedow [145]
Tratamento com radioiodo 146

Sumário **xv**

Punções 149
   Punção evacuadora [149]. Citopunção com agulha fina [150].
   Punção com alcoolização [150]
Cirurgia 150
   Observação pós-operatória [150]. Aspectos segundo a técnica cirúrgica [153].
   Câncer tireoidiano [155]
Radioterapia 158

8 Citopunção ecoguiada 161
Técnicas de punção guiada por ultrassom 161
   Sistemas com guia de punção [161]. Punção "à mão livre", sem guia [162]
Técnicas de extração 162
   Extração por capilaridade [162]. Extração por depressão [164].
   Microbiópsia tireoidiana [164]
Resultados 165
Indicações 166
Drenagem dos cistos 167
Complicações 167
   Infecção [167]. Hematomas [168]. Enxerto tumoral [170]

9 Elastografia da tireoide 173
Rigidez: um sinal de malignidade? 173
Avaliação da rigidez de um tecido 173
Elastografia manual (EM) 174
Elastografia em ondas de cisalhamento (EOC) 176
Elastografia da tireoide 179
   Dados técnicos [179]. Condições de exame [179]. Vantagens da elastografia de
   tireoide [181]. Caso particular do gânglio [182]. Perspectivas para um
   futuro próximo [182]
Conclusão 186

Índice remissivo 189

Abreviaturas

AAP	agentes anti-plaquetários
ACE	antígeno carcinoembrionário
ANAES	Agence Nationale d'Accréditation et d'Évaluation en Santé
ANDEM	Agência Nacional para o Desenvolvimento da Avaliação Médica
ARFI	força de impulso por radiação acústica
ASI	atipias de significado indeterminado
ATPO	anticorpos anti-tireoperoxidase
ATS	tratamento anti-tireoidiano de síntese
AVK	antivitamina K
BI-RADS	Breathing Imaging – Report And Data System
CCAM	classificação comum dos atos médicos
CEA	antígeno carcinoembrionário
CMT	carcinoma medular de tireoide
CMTF	carcinoma medular de tireoide familiar
CPD	artéria carótida comum direita
CPG	artéria carótida comum esquerda
CUB	corpos ultimobranquiais
DH	doença de Hashimoto
EDC	eco-Doppler colorido
EDE	eco-Doppler energia
EM	elastografia manual
EOC	elastografia em ondas de cisalhamento
ES	elastografia estática
ESO	esôfago
ETC	primórdio tireoidiano
ETD	epiteliomas tireoidianos diferenciados
ETF	ultrassonografia tireoidiana funcional
FDG-TEP	tomografia de emissão de pósitrons no fluorodeoxiglicose
FNA	aspiração por agulha fina
FNAB	biópsia de aspiração por agulha fina
GIST	tumor estromal gastrointestinal
HAS	autoridade maxima em saúde
HCG	hormônio gonadotrofina coriônica
HII	hipertireoidismo induzido por iodo
HT	hormônio tireoidiano
INR	International Normalized Ratio
INVS	Instituto Nacional Francês de Vigilância Sanitária
IRA	iodo radioativo
IRA	trataments radiometabólico
IRM	imagem de ressonância magnética
JID	veia jugular interna direita
LDC	músculo longo do pescoço
LT	lobo tireoidiano
MB	doença de Basedow

xviii Abreviaturas

MCAS	síndrome de McCune-Albright
MH	doença de Hashimoto
MLC	músculo longo do pescoço
MPT	músculos pré-tireoidianos (ou infra-hióideos)
NEM	neoplasias endócrinas múltiplas
OESO	esôfago
OH	músculo omohióideo
OMS	organização mundial da saúde
OR	razão das chances
PET	tomografia por emissão de pósitrons
PTH	paratormônio
ROI	região de interesse
RSNA	Radiological Society of North America
R-TSH	receptor de TSH
SCH	músculo esternocleido-hióideo
SCM	músculo esternocleidomastóideo
SFE	Sociedade Francesa de Endocrinologia
ST	músculo esternotireóideo
T3	tri-iodotironina
T4	forma livre da tetra-iodotironina
TAI	tireoidite auto-imune
TAI	tireopatia auto-imune
TBG	globulina ligadora de tiroxina
TCSC	tecido celular subcutâneo
TCT	tirocalcitonina
TDM	tomodensitometria
TEP-FGD	tomografia por emissão de pósitrons fluordesoxiglicose
TGF	fator de crescimento tumoral
THOX	oxidase tireóidea
TI-RADS	Imagem Tireóidea – Sistema de Laudo e Dados
TL	tireoidite linfocítica
TLC	tireoidite linfocítica crônica
TPO	tireoperoxidase
TPP	tireoidite pós-parto
TRAK	anticorpos anti-receptores de TSH
TRH	hormônio liberador de tireotropina
TSA	tireoidite subaguda
TSH	hormônio tireoestimulador
TSHoma	adenoma tireotrófico
TSL	tireoidite subaguda linfocítica
US	ultrassom
V	apófises transversas das vértebras cervicais
VIP	peptídeo vasoativo intestinal
VPN	valor preditivo negativo
VPP	valor preditivo positivo

Ultrassonografia da Tireoide

1 Tireoide normal e variantes

Generalidades
A tireoide normal é uma glândula ímpar e mediana, situada na face anterior da traqueia. Seu volume fica compreendido entre 8 e 16 cm^3.

Embriologia
O conhecimento sumário da embriologia permite compreender as variações anatômicas.

No homem, assim como em todos os quadrúpedes, a tireoide deriva de um primórdio ímpar e mediano: o *primórdio tireoidiano central* (ETC) e dois primórdios laterais: os *corpos ultimobranquiais* (CUB).

Desenvolvimento do primórdio tireoidiano
No embrião humano de 22 dias (2 mm), o ETC se individualiza no endoderma da faringe primitiva, entre as duas primeiras bolsas faríngeas. Em alguns dias, esse espessamento localizado invagina-se ventralmente para formar o *divertículo tireoidiano*.

Nessa fase, não estando ainda formado o pescoço do embrião, esse divertículo está em contato com o primórdio do coração (Fig. 1.1).

Ao se desenvolver, a porção caudal do ETC duplica-se, resultando em duas proeminências laterais (primórdios dos lobos) unidas por uma zona estreita (primórdio do istmo), ao passo que sua porção craniana fica mais fina e forma um tubo epitelial: o *canal tireoglosso*. Este vai rapidamente se fragmentar e sua porção caudal vai persistir definitivamente, em 1 de cada 2 casos, para formar o *lobo piramidal* ou *pirâmide de Lalouette*. Sua origem craniana, no primórdio da língua, forma o *forame cecum* da língua (visível em 2/3 dos indivíduos).

O desenvolvimento do pescoço do embrião vai afastar, então, o ETC de sua posição inicial, levando-o à parte inferior do pescoço, onde se fixará, na face anterior da traqueia, por volta da 7ª semana.

O ETC terá formado dois lobos tireoidianos, o istmo e, eventualmente, o lobo piramidal.

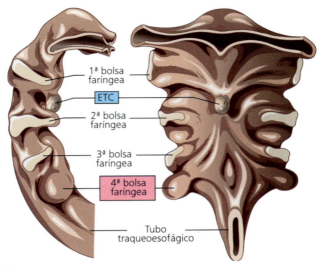

Figura 1.1
Vista lateral direita (vista da esquerda) e vista ventral (vista da direita) do endoderma faríngeo de um embrião humano de 4 mm (segundo Hamilton).

Desenvolvimento dos corpos ultimobranquiais

Eles se individualizam na forma de evaginações ventrais da 4ª bolsa faríngea (Fig. 1.1). Seu desenvolvimento caudal coloca-os em contato com os lobos laterais do ETC, com os quais vão fundir-se ao mesmo tempo em que se descolam da faringe (Fig. 1.2).

Anomalias embriológicas: ectopias

A embriologia explica as ectopias do tecido tireóideo normal e, ao mesmo tempo, as ectopias intratireoidianas de tecido de outra origem:

- *ectopias do tecido tireóideo normal*: glândulas tireoidianas acessórias, às vezes muito pequenas, podem encontrar-se em todo o trajeto do ducto tireoglosso, da base da língua até o arco aórtico; sua principal característica é estar situada no compartimento mediano do pescoço, dentro dos eixos carotídeos; com exceção de autênticos enxertos pós-cirúrgicos de tecido tireóideo, a constatação de um tecido tireóideo lateral deve ser considerada como uma metástase de um câncer tireoidiano (eventualmente oculto);
- *ectopias intratireoidianas de outros tecidos*: a embriologia das bolsas branquiais explica por que podem ser encontradas paratireoide, músculo, cartilagem, timo, glândulas salivares e tecido adiposo na glândula tireoide.

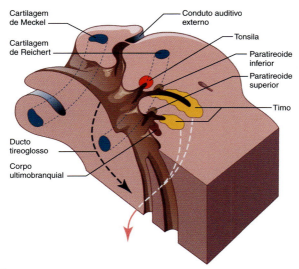

Figura 1.2
Formação dos corpos ultimobranquiais a partir de evaginações ventrais das 4ᵃˢ bolsas endobranquiais (segundo Tuchmann-Duplessis).

Anatomia

Anatomia microscópica

Além das células sanguíneas e do estroma conjuntivo, dois tipos de células especializadas são encontradas na tireoide:

- *células glandulares tireoidianas (tireócitos)*, de origem endodérmica, derivam do ETC. Primeiramente, elas adquirem uma polaridade secretória e estrutural que está na origem da formação da unidade funcional definitiva da tireoide: o folículo (ou vesícula); o folículo definitivo é uma estrutura esférica oca com uma cavidade central contornada por um tecido epitelial uniestratificado. A cavidade central é preenchida por uma substância viscosa: o coloide, que é secretado pelas células foliculares e que contém um precursor do hormônio tireoidiano, constituindo, assim, uma reserva hormonal imediatamente disponível; o diâmetro de um folículo em repouso pode chegar a 500 μm (Fig. 1.3). A célula folicular pode sofrer uma metaplasia oxifílica: células de Hürtle ou células oncocíticas que traduziriam um estado de hiperatividade. Elas são observadas em inúmeros estados patológicos: tumores benignos ou malignos, tiropatias autoimunes;

- *as células C ou células parafoliculares*, que secretam calcitonina, derivam das células ultimobranquiais. Elas invadem o ETC após a fusão deste com os corpos ultimobranquiais na 7ª semana e se intercalam entre os precursores das

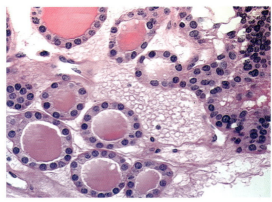

Figura 1.3
Corte histológico mostrando os folículos normais (imagem de Jerzy Klijanienko, Instituto Curie). Notar a base unicelular cujo polo apical está em contato com a coloide central. A parte basal dos tirócitos está em contato com os capilares sanguíneos.

células foliculares. Representam apenas 0,1% do parênquima tireoidiano. A embriologia explica por que são mais numerosas na junção dos terços superior e mediano dos lobos tireoidianos (lugar de fusão dos CUB e do ETC). Elas podem, inclusive, ser encontradas no interior de certos folículos ou em situação parafolicular. As células C podem ser hiperplasiadas, o que constituiria o estágio precursor do carcinoma medular de tireoide familiar (CMTF).

Anatomia macroscópica e ultrassonografia

Anatomia descritiva

Ímpar e mediana, localizada na face anterior da base do pescoço, a tireoide é uma glândula endócrina palpável. Seu peso médio é de 10 a 20 g.

Ela é composta por dois lobos laterais, unidos por um istmo mediano, o que lhe dá uma forma de H ou de U, conforme a posição do istmo. Este apresenta, na metade dos indivíduos, um prolongamento vertical mediano que se origina na face superior do istmo: o lobo piramidal ou pirâmide de Lalouette. Normalmente, é visível à ultrassonografia (mas não com tanta frequência na cintilografia).

Cada lobo apresenta três faces:

- anteroexterna, em relação estreita com os três músculos pré-tireoidianos da aponeurose cervical média, ou músculos infra-hióideos: esterno-hióideo, esternotireóideo e omo-hióideo;
- interna, em relação anterior com a traqueia por intermédio do ligamento suspensor da tireoide (ligamento de Berry ou de Gruber) e, posterior, com o esôfago;
- posterior, em relação com o feixe jugulocarotídeo e com os nervos recorrentes. É preciso conhecer o corte anatômico transversal passando por C6 (Fig. 1.4).

Tireoide normal e variantes **5**

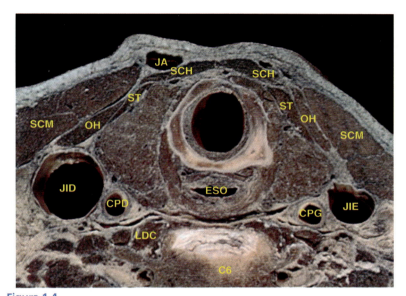

Figura 1.4
Preparação anatômica: corte transversal passando por C6.
CPD: artéria carótida comum direita; CPG: artéria carótida comum esquerda; JID: veia jugular interna direita; LDC: músculo longo do pescoço; ESO: esôfago; OH: músculo omo-hióideo; SCH: músculo esternocleido-hióideo; SCM: músculo esternocleidomastóideo; ST: músculo esternotireóideo.

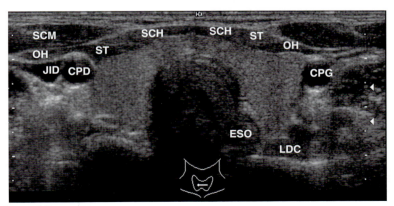

Figura 1.5
Corte ultrassonográfico transversal em modo B à altura da tireoide.

A ultrassonografia reproduz muito fielmente a anatomia (Fig. 1.5).

A localização das lesões nodulares supõe um bom conhecimento da anatomia topográfica de cada lobo: cada lobo pode ser dividido em 3/3 (Fig. 1.6):

- 1/3 superior ou ápice;
- 1/3 médio ou corpo;
- 1/3 inferior ou base.

Vascularização

Vascularização arterial

A vascularização arterial é garantida por duas artérias principais, pares (artérias tireóideas superior e inferior); e uma artéria acessória, ímpar e inconstante (artéria tireóidea média) (Fig. 1.7).

A *artéria tireóidea superior* é a primeira colateral da carótida externa. Ela nasce justamente após a bifurcação carotídea, diretamente ou por meio do tronco venoso tirolinguofacial. É, com frequência, mais volumosa do que a inferior. Ela desce verticalmente para o polo superior da glândula, onde se trifurca (Figs. 1.8 e 1.9):

- um ramo supraístmico anastomosa-se com o homônimo contralateral;
- um ramo posterior anastomosa-se com o inferior homolateral;
- um ramo penetra no parênquima.

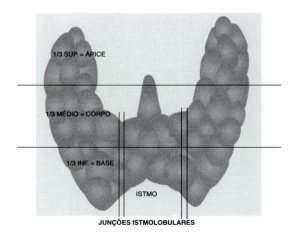

Figura 1.6
Divisão topográfica da tireoide vista de frente.

Tireoide normal e variantes **7**

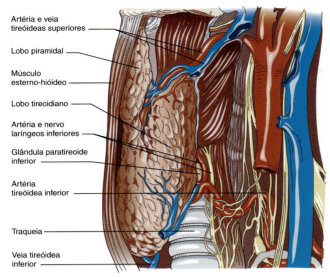

Figura 1.7
Esquema anatômico da vascularização da tireoide: vista posterior do lobo reclinado mostrando as artérias tireóideas superior e inferior.

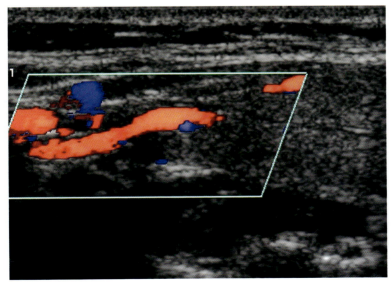

Figura 1.8
Corte longitudinal em Doppler colorido da artéria tireóidea superior.

A *artéria tireóidea inferior* nasce do tronco tireocervical, ramo da artéria subclávia. Depois de cruzar a face posterior da carótida primitiva (Fig. 1.9), ela alcança a tireoide pela face posterior do polo inferior, onde atravessa, profundamente, o nervo recorrente (Fig. 1.10).

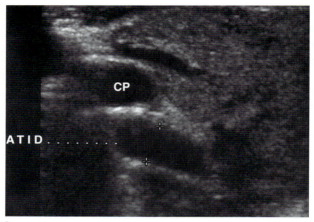

Figura 1.9
Corte ultrassonográfico em modo B mostrando grossa artéria tireóidea inferior que cruza por trás a carótida primitiva.

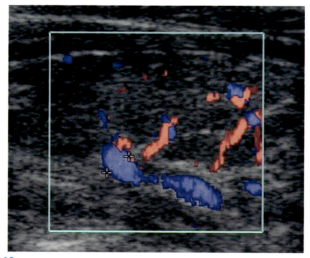

Figura 1.10
Corte longitudinal em eco-Doppler colorido mostrando a divisão da artéria tireóidea inferior em contato com a face posterior do lobo tireóideo.

Ela se anastomosa com a homônima contralateral por um ramo infraístmico, e com a artéria tireóidea superior homolateral por um ramo comunicante posterior.

A *artéria tireóidea média* é a única artéria tireóidea ímpar. Ela é inconstante e nasce diretamente do arco aórtico ou do tronco arterial braquiocefálico. É difícil de ser vista em ultrassonografia e tem pouca importância prática.

Veias tireoidianas

Uma rede venosa intraparenquimatosa é drenada por plexos venosos subcapilares. Estes avançam em três grupos de veias:
- as veias tireoidianas superiores são as únicas a serem satélites das artérias homônimas; avançam pela jugular interna;
- as veias tireoidianas médias nascem lateralmente e também avançam pela jugular interna;
- as veias tireoidianas inferiores nascem dos polos inferiores e da borda inferior do istmo, avançando pelo tronco venoso inominado (Fig. 1.11).

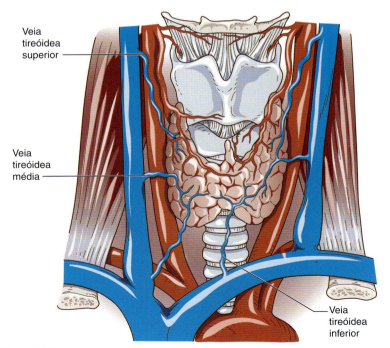

Figura 1.11
Esquema anatômico das veias tireóideas.

Linfáticos

A região cervical é rica em coletores linfáticos. As descrições anatômicas variam conforme os autores [1]. Os cirurgiões da coluna cervical utilizam, geralmente, uma classificação estabelecida pela *American Head and Neck Society* [5]. Propomos um esquema fundado nessa classificação (Fig. 1.12). Ela tem a vantagem de se apoiar em referências cirúrgicas visíveis na ultrassonografia. Assim, as adenopatias localizadas no exame de ultrassom serão facilmente encontradas quando da intervenção.

Distingue-se, assim, um grupo central e um grupo lateral:

- *o grupo central*, situado acima e abaixo da tireoide, entre os dois feixes jugulocarotídeos, compreende os gânglios supra-hióideo (setor I), supratireóideo e infratireóideo (setor VI superior ou cervical transverso superior). Os gânglios infratireóideos são divididos em três grupos: ao centro, a cadeia cervical transversa inferior (VI inferior e VII); lateralmente, os gânglios recorrentes (VI direito e VI esquerdo) que voltam para a face posterior dos dois lobos tireoidianos.

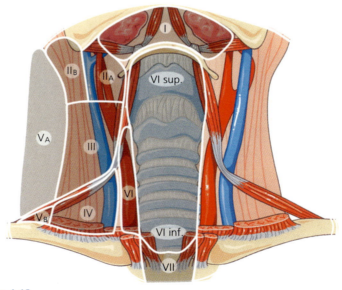

Figura 1.12
Localização ultrassonográfica dos gânglios cervicais após tireoidectomia total (com setorização representada no setor direito).
Esquema proposto por Monpeyssen
Grupo de trabalho: Monpeyssen, Tramalloni, Russ, Poirée, Ménégaux, Leenhardt, 2012.

- *o grupo lateral* corresponde às cadeias jugulares internas e espinais. A cadeia jugular interna fica situada na frente, no exterior e atrás do feixe jugulocarotídeo. Ela é dividida, verticalmente, em três setores:
  - na parte inferior, embaixo do cruzamento do músculo omo-hióideo e da jugular: é o setor infraomo-hióideo (setor IV);
  - acima desse cruzamento, é o setor supraomo-hióideo (setor III) que sobe até a origem da artéria tireóidea superior (para os cirurgiões), o que corresponde, na ultrassonografia, à bifurcação carótida;
  - abaixo da artéria tireóidea superior: é o setor II (II A e II B separados pelo músculo digástrico ou pela veia jugular, mais fácil de ser identificada no ultrassom).

A cadeia espinal é mais externa (setor V), fica atrás da borda posterior do músculo esternocleidomastóideo.

Fisiologia

Hormônios Tireoidianos (HTs)
Os hormônios tireoidianos são secretados pelos folículos tireoidianos.

Estrutura
São hormônios peptídicos. Eles derivam de um aminoácido, a tirosina, e contêm várias moléculas de iodo:

- três para a tri-iodotironina ou T3;
- quatro para a tetraiodotironina ou T4.
  É essa última que constitui a parte essencial da secreção tireoidiana.

A T3 é obtida por degradação periférica da T4 nos tecidos-alvo e age sobre os receptores.

Efeitos fisiológicos
Os hormônios tireoidianos agem sobre inúmeros órgãos. Sua secreção é indispensável ao desenvolvimento e à conservação da homeostasia.

Durante a vida embrionária e fetal
A tireoide materna garante as necessidades do embrião até a 10ª semana de vida intrauterina e passa livremente pela barreira placentária. A tireoide fetal torna-se, mais tarde, funcional.

O papel dos HTs é importante para o crescimento ósseo e, sobretudo, para a maturação nervosa. Qualquer falta ocasionada pela carência materna ou embrionária pode manifestar-se por retardo de desenvolvimento psicomotor. O diagnóstico do hipotireoidismo neonatal é fundamental para corrigir bastante precocemente essa falta.

Efeitos metabólicos

Os HTs aumentam todos os metabolismos. São, por isso:

- termogênicos (fundamento do antigo teste diagnóstico que estudava o metabolismo de base);
- hiperglicemiantes;
- hipolipidemiantes;
- proteolíticos;
- osteolíticos.

Efeitos específicos de órgãos

Eles agem sobre todos os músculos e, particularmente, sobre o miocárdio. O efeito cronotrópico positivo é o mais conhecido (taquicardia dos pacientes hipertireóideos).

Também aceleram o trânsito intestinal.

Biossíntese dos hormônios tireoidianos (Fig. 1.13)

A secreção dos hormônios tireoidianos está estreitamente relacionada com o iodo que circula na forma de *iodeto*.

Ele é captado no polo basal dos tireócitos, que está em contato com uma rica rede capilar. O iodo penetra com o sódio nos tireócitos por meio do *simportador NIS* (transporte ativo); avança para o polo apical da célula e passa pela membrana celular por meio de outro transportador, a *pendrina*.

No coloide, o iodo é incorporado à *tiroglobulina*, material proteico igualmente secretado pelos tireócitos. Essa incorporação é feita sob a ação de duas enzimas membranares:

- a *tireoperoxidase* (TPO) (local de ação dos anticorpos ATPO);
- a *oxidase tireóidea* (THOX).

As gotículas de coloide são internalizadas e avançam para o polo basal sofrendo transformações enzimáticas que vão resultar na liberação dos HTs nos capilares.

Uma pequena fração da tiroglobulina é liberada no sangue. Os HTs são, então, no sangue, ligados a proteínas de transporte (*TBG-thyroxine-binding globulin* sobretudo), 0,02% da T4 circula de forma livre.

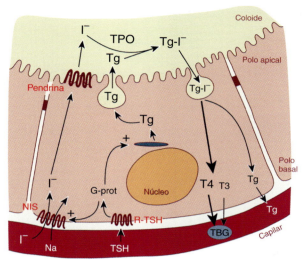

Figura 1.13
Biossíntese dos hormônios tireóideos (segundo Fisher).

Fatores de regulação da secreção dos hormônios tireoidianos (Fig. 1.14)

Tireotrofina (thyroid-stimulating-hormone ou TSH)

O TSH é um dos hormônios hipofisários. Ele age sobre a tireoide em três níveis:

- estimulando a proliferação dos tirócitos;
- ativando a biossíntese dos HTs;
- favorecendo sua liberação.

Seu local de ação é um receptor membranar encaixado à proteína G. Esse receptor pode receber mensagens ativadoras por anticorpos (anti-R-TSH da doença de Basedow-Graves). Uma mutação ativadora do gene desse receptor pode gerar um adenoma hiperfuncional.

A atividade da célula hipofisária que secreta o TSH está sob controle:

- negativo dos HTs (retrocontrole);
- positivo do TRH *(thyrotropin-releasing hormone)* de origem hipotalâmica; este último obedece, igualmente, ao retrocontrole negativo dos HTs e a vários neurotransmissores.

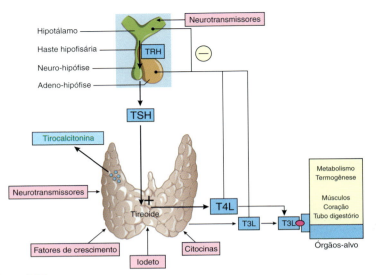

Figura 1.14
Esquema da regulação da secreção tireóidea.

Iodúria

Sua ação sobre o tireócito é muito importante. A carência em iodo, ou, ao contrário, sua concentração é a causa de múltiplas tireopatias.

Outros fatores de regulação

A função tireoidiana pode, além disso, ser modulada por:

- diversos neurotransmissores (adrenalina, VIP [*Vasoactive Intestinal Peptid*] etc.);
- fatores de crescimento (TGF [*Tumor Growth Factor*], insulina etc.);
- citocinas (interferons, interleucinas etc.).

Tirocalcitonina

A tirocalcitonina (TCT) é um hormônio protídico secretado, principalmente, pelas células C do parênquima tireóideo, mas também por outras células (em caso de sepse). Sua secreção é independente dos fatores de regulação dos hormônios tireoidianos.

Sua ação principal ocorre no metabolismo ósseo e na homeostasia cálcica, sem que se possa descrever um quadro patológico em relação a uma hiper ou a uma hipossecreção.

É, sobretudo, por seu papel de marcador diagnóstico e prognóstico, que é preciosa ao clínico:

- taxa elevada nos tumores de células C (carcinoma medular da tireoide);
- elevação do Pro-TCT nos estados inflamatórios.

Técnica ultrassonográfica

Material ultrassonográfico

O parênquima tireóideo apresenta uma estrutura fina. É superficial, geralmente localizado nos dois primeiros centímetros de profundidade. É indispensável, portanto, estudá-lo em alta frequência. A ultrassonografia da tireoide teve início, aliás, com a chegada das sondas de 7,5 MHz. Atualmente, uma frequência de mais de 10 MHz é necessária para visualizar as microcalcificações dos nódulos que constituem um dos critérios de suspeita ultrassonográfica de malignidade. Os transdutores atuais de altíssima frequência (10-13 MHz), de banda larga, destinados à ultrassonografia superficial, convêm perfeitamente ao estudo do parênquima da tireoide.

O campo que esses transdutores cobrem depende, evidentemente, de seu tamanho. Muito grandes, são difíceis de posicionar nos indivíduos brevilíneos; menores, o campo coberto não permite medir a totalidade de um lobo em seu maior eixo. Atualmente, existem transdutores lineares de tamanho grande, equipados com um sistema pseudoconvexo ou com panorâmicas que possibilitam cobrir um campo suficiente para medir de modo seguro a altura dos lobos hipertrofiados. No entanto, caso não se disponha dessas sondas, a medida do maior eixo pode, então, ser feita por meio de uma sonda convexa de menor frequência (sonda do tipo abdominal), eventualmente, com o uso de um acoplador ultrassônico ("bolsa de água") para afastar a sonda e obter um campo útil suficiente (Fig. 1.15).

Também é útil poder dispor de uma sonda convexa de pequeno raio (sonda do tipo vascular) cujo feixe divergente possibilita boa exploração das regiões abaixo da tireoide em longitudinal.

O ultrassom deve permitir a obtenção de imagens de excelente qualidade que possam ser vistas no monitor com um tamanho suficiente sem distorção (qualidade do *zoom*).

Um módulo Doppler colorido é indispensável. A elastografia é, por sua vez, desejável.

Posição do paciente

Exceto em casos particulares, o exame é sempre realizado em decúbito dorsal, pescoço em hiperextensão. Se a hiperextensão do pescoço for insuficiente, pode-se colocar a cabeça em posição mais baixa do que os ombros, ou abaixando-se a cabe-

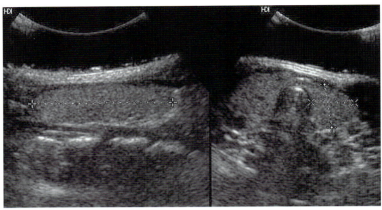

Figura 1.15
Medida dos três eixos do lobo tireoidiano para calcular o volume por meio de uma sonda convexa de baixa frequência e de um acoplador acústico que permita medir o grande eixo do lobo, mesmo se este estiver hipertrofiado.

ceira da mesa de exame se ela for articulada, ou colocando-se um travesseiro sob os ombros. Essa posição é muito desconfortável e difícil de manter durante todo o exame. Ela não pode ser feita em caso de insuficiência respiratória.

Cortes ultrassonográficos

Os cortes de base são os cortes longitudinais e transversais. Em certos casos, pode ser útil o corte coronal (frontal) (Fig. 1.16).

Conteúdo mínimo do exame de ultrassonografia

A *Agence Nationale pour le Développement de l'Évaluation Médicale* (ANDEM), que depois passou a ser a *Agence Nationale d'Accréditation et d'Évaluation en Santé* (ANAES), e, atualmente, a *Haute Autorité de Santé* (HAS), na França, indicou em dois de seus trabalhos o que deveria conter, em termos de conteúdo, uma ultrassonografia da tireoide.

Ultrassonografia da tireoide

O relatório abrangerá:
1. Indicações do exame
2. Sonda usada (7,5 MHz ou mais)

▷ 3. Resultados (tamanho, espessura, contornos e ecoestrutura de cada lobo e do istmo; em caso de nódulo: número, tamanho, situação exata, ecoestrutura [mista, sólida, líquida], ecogenicidade [iso, hiper, hipo ou anecoica], clareza dos contornos; aspectos do parênquima adjacente; verificação de linfonodos satélites, de desvio traqueal, do caráter submerso no bócio); esquema desejável
4. Conclusão: resumo descritivo sintético sem conclusão histológica

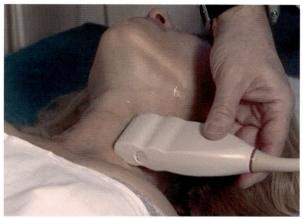

Figura 1.16
Realização de um corte frontal: o feixe ultrassonoro, paralelo ao plano da cama de exame, aborda o lobo tireoidiano por sua face externa.

Em 2011, "Recomendações para o tratamento dos nódulos da tireoide" foram publicadas (em inglês) pela Sociedade Francesa de Endocrinologia [6]. Esse documento retoma as exigências de conteúdo mínimo estabelecidas pela ANAES e indica, claramente, que o esquema de localização nodular é *obrigatório* em caso de nódulos.

Aspectos ultrassonográficos normais

Lobos laterais

O lobo lateral aparece em corte longitudinal (ou em pequeno oblíquo, segundo o maior eixo) como uma estrutura ovoide, mais ou menos alongada verticalmente, de contornos regulares, sublinhados por uma interface densa regular. Sua ecoestrutura interna é fina, mais exógena que os músculos adjacentes, e homogênea.

Durante a deglutição, o lobo desliza livremente entre os músculos infra-hióideos para frente, ficando o músculo longo do pescoço para trás, separando-o dos processos transversos das vértebras cervicais (Fig. 1.17).

Em corte transversal, o lobo tireóideo é visto entre a parte clara relativa à traqueia, ao centro, e o feixe vascular jugulocarotídeo, para fora. Atrás, o músculo longo do pescoço fica bem visível, de forma triangular com base externa (Fig. 1.5).

Istmo

O istmo é a parte contraída do parênquima que une os dois lobos laterais.

Seu volume normal é inferior a 1 cm³. Ele pode ser desprezado, portanto, no cálculo do volume tireoidiano, exceto se for hipertrofiado. Empiricamente, constata-se que o istmo sempre tem volume normal se sua espessura é inferior ou igual a 5 mm (Fig. 1.18).

Quando é hipertrofiado, o volume do istmo deve ser calculado e acrescentado àquele dos dois lobos (Fig. 1.26).

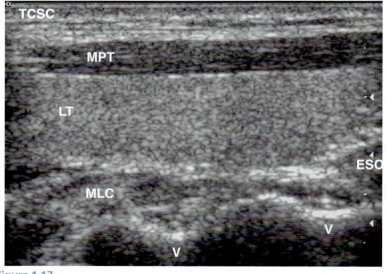

Figura 1.17
Corte longitudinal em modo B de um lobo normal.
TCSC: tecido celular subcutâneo; MPT: músculos pré-tireoidianos (ou infra-hióideos); LT: lobo tireoidiano; MLC: músculo longo do pescoço; ESO: esôfago; V: apófises transversas das vértebras cervicais.

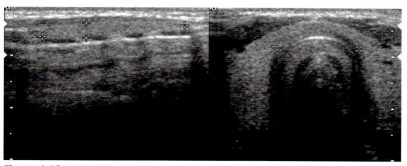

Figura 1.18
Istmo normal em modo B: corte longitudinal (foto da esquerda) e transversal (foto da direita).
A espessura é de 3 mm; o volume é inferior a 1 cm³.

Sua situação varia em relação à altura, explicando as diferentes formas da tireoide: em H ou em U.

Lobo piramidal

A pirâmide de Lalouette é um prolongamento superior do istmo, mediano ou paramediano, presente em aproximadamente 50% dos indivíduos. Ela corresponde a resquícios do ducto tireoglosso. É visível na ultrassonografia em 40% dos indivíduos. Não deve ser confundida com uma ectopia supratireóidea que não esteja em continuidade com o istmo. Como todos os tecidos ectópicos, ela pode ser a sede de toda a patologia tireoidiana (nódulo benigno, câncer, tireoidite, bócio) (Fig. 1.19).

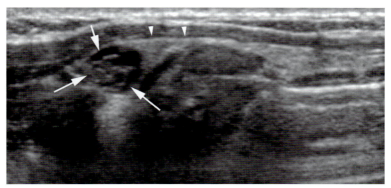

Figura 1.19
Corte longitudinal mediano em modo B do lobo piramidal (pontas de setas) portador de nódulo misto (setas).

Variantes anatômicas

As variantes anatômicas dizem respeito à forma, ao tamanho e à situação da tireoide.

Variações da forma

Certas glândulas são alongadas em altura, de tipo longilíneo (Fig. 1.20a), outras são atarracadas, espessas e largas (Fig. 1.20b).

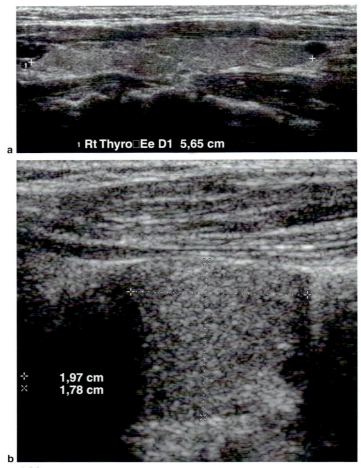

Figura 1.20
a) Corte longitudinal em modo "panorâmico" de um lobo desenvolvido em altura, mas muito fino. b) Corte longitudinal em modo B de um lobo atarracado, pouco desenvolvido em altura, mas espesso.

Essas variações de forma explicam por que a menção de um único, ou mesmo de dois diâmetros, é insuficiente no relatório de ultrassonografia para se avaliar eventual anomalia patológica de tamanho: bócio em caso de excesso, hipotrofia em caso de insuficiência.

Variações de tamanho

Os valores normais do volume da tireoide no adulto variam, segundo os autores. O limite inferior é de quase 6 cm^3; o limite superior varia entre 20 e 40 cm^3. Em nossa experiência, uma tireoide com mais de 20 cm^3 sempre é, clinicamente, muito bem palpável (o que corresponde à definição clínica do bócio da OMS).

O volume máximo da tireoide normal na criança é mostrado na Figura 1.21 [2].

A determinação do volume glandular é obtida adicionando-se o dos lobos e, eventualmente, o do istmo, se for hipertrofiado.

Pode-se assimilar cada lobo a um elipsoide de revolução, cujo volume aproximado seja obtido pela fórmula: $V = (L \times T \times AP) \times 0{,}52$, onde L é longitudinal, T transversal e AP anteroposterior.

Para medir a altura, é preciso dispor ou de uma sonda de grande abertura (às vezes mais de 8 cm), eventualmente afastando-se a sonda da pele por meio de um material de interposição *(Reston)* (Fig. 1.22), ou de um sistema dito "panorâmico", que permite medir, de uma única vez, um grande comprimento (Fig. 1.23). Os construtores também propõem um modo "pseudoconvexo" nas sondas lineares de alta frequência, que permite ampliar a largura do campo útil por meio de uma diferenciação de fase eletrônica (Fig. 1.24).

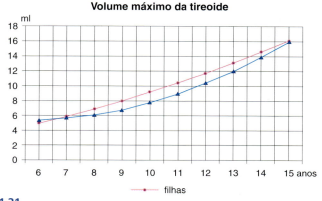

Figura 1.21
Curvas do volume tireoidiano normal na criança, segundo Delange (em azul: meninos; em rosa: meninas).

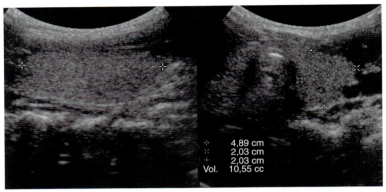

Figura 1.22
Medida do volume de um lobo por meio de uma sonda convexa de abertura larga e de um material de interposição.
Cortes longitudinais e transversais em modo B do lobo esquerdo.

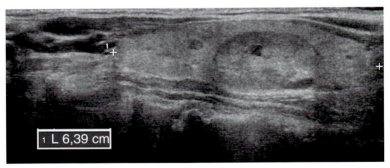

Figura 1.23
Medida da altura de um lobo com um sistema "panorâmico".

Caso não se disponha desses novos sistemas, pode-se usar uma sonda "abdominal", de frequência baixa, o que é tolerável, pois não se trata de estudar a ecoestrutura da glândula, mas apenas de verificar sua medida.

As montagens por justaposição de duas imagens na mesma tela devem ser anuladas, pois são imprecisas demais (Fig. 1.25).

O volume do istmo é desprezível quando normal. Ele pode ser medido com a mesma técnica quando for espesso (mais de 5 mm) (Fig. 1.26).

As assimetrias de tamanho dos lobos são frequentes e comuns. O lobo esquerdo geralmente é menor que o direito. Um lobo cujo volume é inferior a 5 cm^3 corresponde a uma hipoplasia (Fig. 1.27). A ausência completa de um lobo

Tireoide normal e variantes **23**

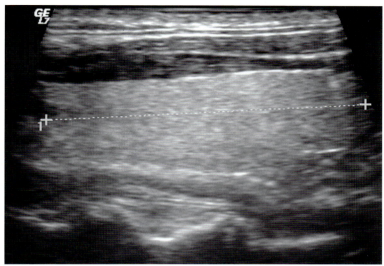

Figura 1.24
Medida da altura de um lobo em modo "pseudoconvexo", que transforma o campo retangular da sonda linear em campo trapezoidal, ampliando, eletronicamente, o campo útil para além da abertura física da sonda.

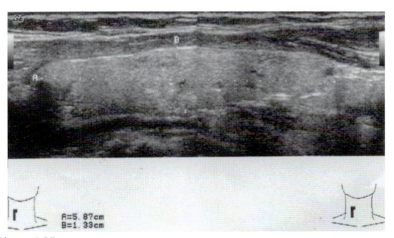

Figura 1.25
Justaposição de dois cortes longitudinais em modo B para medir a altura do lobo: esse método deve ser evitado, pois é muito impreciso.

corresponde à agenesia. Às vezes essa diminuição do volume do lobo resulta de um processo patológico adquirido (tireoidite crônica, por exemplo). Fala-se, então, de hipotrofia ou de atrofia.

24 Ultrassonografia da tireoide

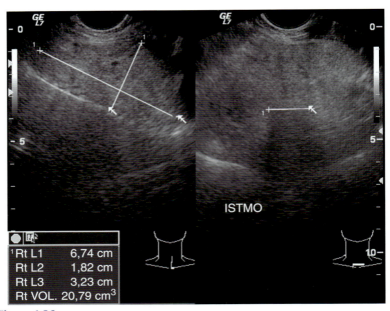

Figura 1.26
Grave hipertrofia ístmica com mais de 20 cm³.

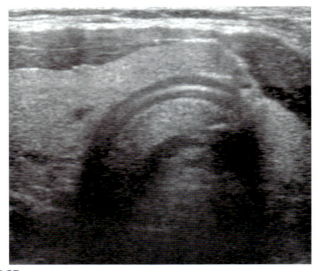

Figura 1.27
Corte transversal em modo B mostrando hipoplasia do lobo esquerdo.
O lobo direito e o istmo estão normais.

Variações de situação

São explicadas pela embriologia [3]. As anomalias de migração constituem as ectopias da tireoide. Podem ser supratireoidianas (falta de migração) ou infratireoidianas (excesso de migração). Dessa forma, pode-se encontrar tecido tireoidiano ectópico desde a base da língua até o mediastino. O bócio endotorácico é um bócio desenvolvido a partir de uma ectopia intratorácica que pode não ter relação alguma com o lobo subjacente. É necessário, portanto, sempre investigar a existência de eventual prolongamento supra ou infratireoidiano quando da realização de toda ultrassonografia da tireoide (Fig. 1.28).

Toda ultrassonografia da tireoide deve incluir, assim, uma varredura completa da face anterior do pescoço, do processo mastoide até o tronco braquiocefálico. A exploração sistemática do espaço infratireoidiano só pode ser realizada em corte longitudinal por meio de um transdutor microconvexo (do tipo vascular superficial ou, na falta deste, do tipo endocavitário).

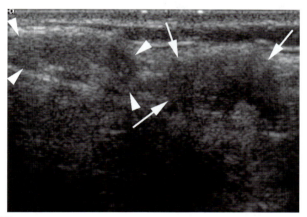

Figura 1.28
Corte longitudinal mediano mostrando um nódulo infraístmico (setas) separado do istmo (pontas de setas) e dos lobos tireoidianos: nódulos sobre uma ectopia infratireoidiana.

Os dados de uma ultrassonografia da tireoide normal deveriam indicar, no mínimo:
- o volume glandular calculado;
- o nível de ecogenicidade glandular;
- a ausência de tecido tireoidiano ectópico visível;
- a ausência de linfonodais cervicais (os gânglios de aspecto normal não são assinalados).

Referências bibliográficas

1. Chevrel JP et al. Le drainage veineux et lymphatique du corps thyroïde. J Chir 1965;90:445-64.
2. Delange F et al. Thyroid volume and urinary iodine in European schoolchildren: standardization of values for assessment of iodine deficiency. Eur J Endocrinol 1997;136:180-7.
3. Hamilton WJ et al. Human embryology. Cambridge: W. Heifer & Sons; 1944.
4. Pernkopf E. Atlas d'anatomie humaine. Vol. 1. Padova: Piccin Nuova Libraria; 1983.
5. Robbins KT et al. Neck dissection classification update: revisions proposed by the American Head and Neck Society and the American Academy of Otolaryngology-Head and Neck Surgery. Arch Otolaryngol Head Neck Surg 2002;128:751-8.
6. Wémeau JL et al. Guidelines of the French Society of Endocrinology for the Management of thyroid nodules. Ann Endocrinol 2011;72:251-81.

2 Bócios

Generalidades

O bócio é uma hipertrofia difusa do corpo tireoide [10].

Na Europa, fala-se de bócio quando se tem valores do volume tireoidiano superiores a 16 cm³ no adolescente, 18 cm³ na mulher, 20 cm³ no homem (volume dos dois lobos e, eventualmente, do istmo). É uma patologia muito frequente, atingindo mais de 10% da população adulta na Europa ocidental [2, 14].

Graças à ultrassonografia, sabe-se que:

- uma tireoide palpável não é, necessariamente, um bócio;
- um bócio não é, necessariamente, palpável.

Alguns bócios são diagnosticados por meio de uma simples inspeção (Fig. 2.1).

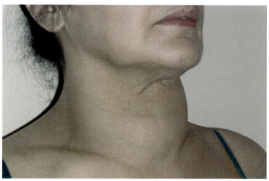

Figura 2.1
Bócio volumoso, visível na inspeção.

Topografia

Conforme a localização, será descrito:

- um bócio cervical (ortotópico);
- um bócio mergulhante ou retroesternal;
- um bócio endotorácico que pode ser ectópico caso não exista conexão com o parênquima cervical [7].

Técnicas de exame

As dimensões de um bócio requerem, na maioria das vezes, o uso das técnicas descritas no Capítulo 1 [5]:

- modo "trapezoidal";
- modo panorâmico;
- sonda setorial;
- interposição de um acoplador acústico.

As sondas microconvexas permitem visualizar os prolongamentos retroesternais.

Diferentes bócios

Perguntas a serem formuladas diante de um bócio

A constatação de uma hipertrofia glandular pode resultar de inúmeras patologias, às vezes múltiplas (nódulos no interior de um bócio basedowiano, por exemplo). Os elementos de diagnóstico clínico ou biológicos podem orientar, evidentemente, a análise ultrassonográfica, mas nem sempre estão disponíveis.

Nessas condições, o ultrassonografista pode recorrer a algumas perguntas simples, a fim de realizar um exame realmente útil ao clínico.

Trata-se, realmente, de um bócio?

Os valores normais do volume tireoidiano foram evocados no início do capítulo.

É preciso, portanto, dispor de três dimensões ortogonais para cada lobo, a fim de calcular o volume glandular global (Fig. 2.2).

Uma tireoide de forma muito alongada pode ter volume normal (Fig. 2.3).

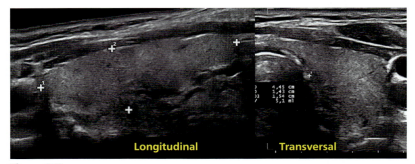

Figura 2.2
Volume de um lobo tireoidiano.
(Modo B) corte longitudinal e transversal. Volume = L × T × AP × 0,52.

Em uma tireoide assimétrica, um dos lobos pode ser hipertrofiado sem que o volume total ultrapasse os valores limítrofes (Fig. 2-4).

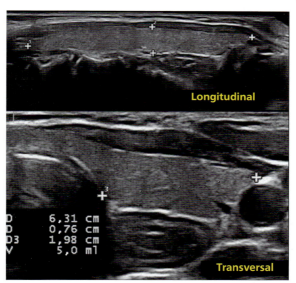

Figura 2.3
Lobo alongado de volume normal (modo B) (longitudinal e transversal).

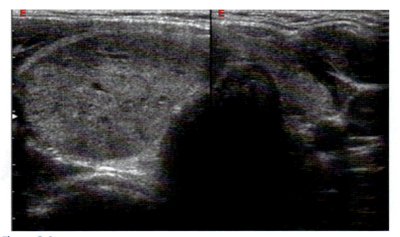

Figura 2.4
Assimetria de volume dos dois lobos (modo B). Corte transversal.

Esse bócio apresenta sinais de compressão?

Em razão do volume ou da localização, um bócio pode provocar fenômenos compressivos que devem ser visualizados e descritos. O clínico poderá programar, assim, estudos complementares necessários a um tratamento terapêutico apropriado (exames seccionais, cintilografia, exames funcionais respiratórios, fibroscopia etc.).

Compressão traqueal [15]

Esse elemento deve ser observado por meio de corte sagital da sonda (Fig. 2.5).

Em caso de bócio unilateral (normalmente macronodular), a traqueia ficará desviada em um primeiro momento. Se tal situação perdurar, ela vai estenosar com o passar do tempo.

Em caso de bócio bilateral, a estenose vai levar a um estreitamento transversal. A evolução pode ser uma dispneia [1] ou mesmo uma traqueomalacia [4].

Compressão esofágica

Um grande nódulo com desenvolvimento posterior pode comprimir o esôfago e acarretar uma disfagia. Esse elemento deve ser analisado em deglutograma quando da deglutição (Fig. 2.6).

Compressão neurológica

Como no caso anterior, um grande nódulo pode comprimir a região do nervo recorrente, geralmente sem consequências clínicas. É importante observá-lo, pois certas paresias do nervo recorrente pós-cirúrgicas resultam de tal situação (o ner-

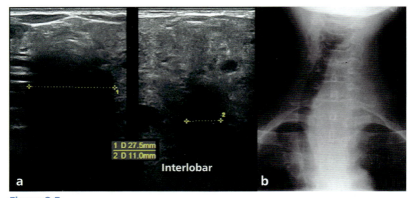

Figura 2.5
Bócio nodular comprimindo a traqueia.
a. Modo B em transversal.
b. Radiografia em PA.

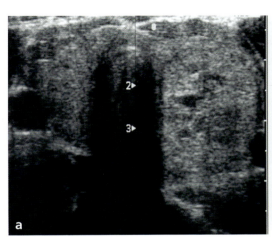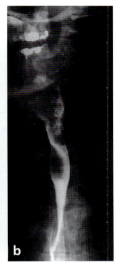

Figura 2.6
Nódulo de desenvolvimento posterior em contato com o esôfago.
a. Ecografia em modo B.
b. Deglutograma.

vo recorrente fica estendido como um elástico em decorrência do relaxamento da pressão).

Complicações decorrentes da localização baixa

É preciso propor, nesse caso, um exame em corte transversal para situar seu limite inferior e predizer dificuldades operatórias em caso de bócio em forma de "ampulheta":

- no desfiladeiro cervicotorácico (Fig. 2.7), com compressão venosa em particular [6] (investigar o sinal de Pemberton, ou seja, pletora facial quando o sujeito levanta os dois braços paralelamente às orelhas) (Fig. 2.8);
- endotorácico (Fig. 2.9).

Estamos em um contexto de distireoidia?

(Detalhada no Capítulo 6)
O bócio pode ser descrito no hiper e no tireoidismo, seja ele autoimune ou de uma outra origem (tireoidites do pós-parto, excesso de iodo, tratamentos que possam agir sobre a tireoide). A análise semiológica ultrassonográfica deverá levar em conta o contexto clínico e biológico disponível [9] (Figs. 2.10 e 2.11).

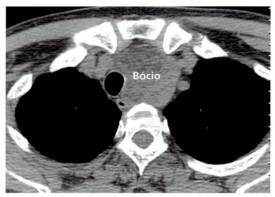

Figura 2.7
Bócio no desfiladeiro cervicotorácico (TC: tomografia torácica).

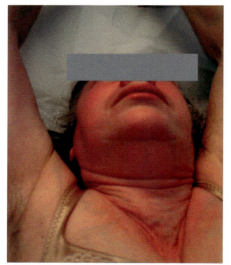

Figura 2.8
Sinal de Pemberton.

Bócios **33**

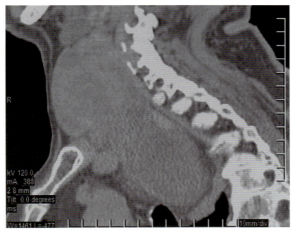

Figura 2.9
Bócio endotorácico (TC).

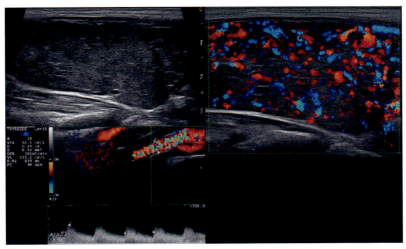

Figura 2.10
Doença de Basedow.
Ultrassonografia em modo B, eco-Doppler colorido e eco-Doppler pulsado.

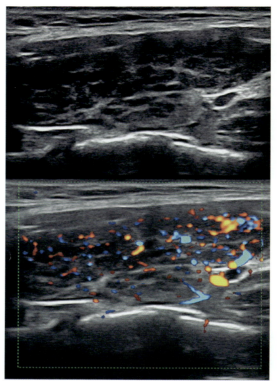

Figura 2.11
Tireoidite de Hashimoto.

Trata-se de um bócio nodular?

Trate-se de um nódulo único no seio de um bócio difuso ou de um bócio multinodular, é importante descrever o(s) nódulo(s) (Capítulo 3) e o tecido não nodular (especialmente se for hipoecogênico).

Essa descrição com numeração deve permitir a elaboração de um esquema de localização (Fig. 2.12). Esse esquema:

- é um elemento fundamental para o acompanhamento nodular posterior;
- permite ser identificado no momento da citopunção;
- evita as descrições confusas, portanto, inutilizáveis.

Mesmo sem maiores dons para desenhar, pode-se, facilmente, representar o posicionamento, a forma, o volume e o aspecto modo B de cada nódulo (Fig. 2.12).

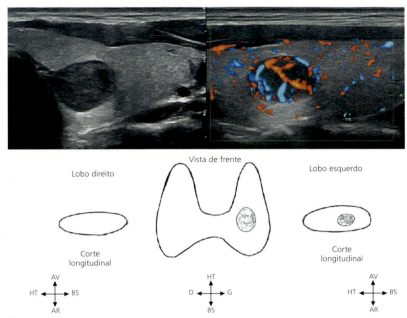

Figura 2.12
Nódulos do lobo esquerdo em modo B, eco-Doppler e localização no esquema.

Em caso de bócio multinodular (tireoide multinodular, se o volume global for normal), duas perguntas devem ser feitas:

- qual nódulo deve ser puncionado prioritariamente? [13] Não se pode imaginar puncionar mais de três ou quatro nódulos por sessão. Em caso de uma grande quantidade de nódulos, será preciso escolher, sabendo que o nódulo mais "interessante" não é, necessariamente, o maior (Fig. 2.13);
- um dos nódulos pode ser autônomo? [3] A verificação de um nódulo ricamente vascularizado pode orientar para a realização de uma primeira cintilografia (Fig. 2.14).

Trata-se de um bócio doloroso?

Tireoidites [12]

(Capítulo 5).

A tireoidite subaguda representa a etiologia mais frequente dos bócios dolorosos (Fig. 2.15).

A tireoidite aguda ainda é muito rara [11].

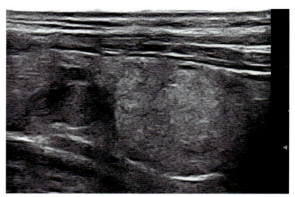

Figura 2.13
Pequeno nódulo suspeito ao lado de um grande nódulo de aspecto benigno.
Modo B, corte transversal.

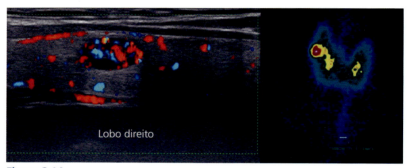

Figura 2.14
Nódulo hipervascularizado em eco-Doppler e nódulo hiperfuncionante em cintilografia.

Hematocele

É a saída mais ou menos brutal de sangue em um cisto preexistente ou em um nódulo sólido que se necrosa.

Ela apresenta uma tumefação dolorida, às vezes impressionante.

A função tireoidiana é normal, os critérios biológicos de infecção ou de inflamação estão ausentes.

Os aspectos ultrassonográficos evoluem com o passar do tempo:

- em um estágio precoce: nódulo líquido homogêneo de ecoestrutura grosseira (Fig. 2.16). A coagulação vai provocando um aspecto heterogêneo;

Bócios **37**

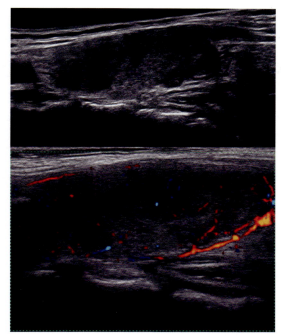

Figura 2.15
Tireoidite subaguda.
Modo B, eco-Doppler colorido.

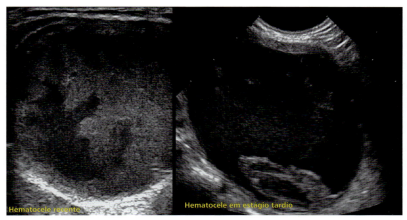

Figura 2.16
Hematocele recente e hematocele observada mais tardiamente.

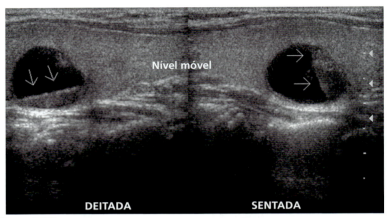

Figura 2.17
Sedimentação móvel na passagem para posição sentada.

- em um estágio mais tardio, observam-se, com frequência, múltiplos "pontos" ecogênicos no seio de um líquido homogêneo, animados por movimentos brownianos (claramente acelerados quando vistos em modo Doppler colorido);
- fenômeno de sedimentação: as pequenas formações sólidas se acumulam em zona de declive. Esse acúmulo se movimenta com a mudança de posição (Fig. 2.17).

Após realização de punção evacuadora, a hematocele pode se reconstituir muito rapidamente (Fig. 2.18).

Tireoidite de hashimoto dolorosa

Uma pequena proporção ($\approx 2\%$) de tireoidite autoimune (TAI) evolui para um modo doloroso. Além disso, é possível haver associação entre TAI e outra tireoidite.

Linfoma

O linfoma difuso tireoidiano é classicamente doloroso (Fig. 2.19) (Capítulo 4).

Se as quatro respostas forem negativas

Pode-se falar, então, em *bócio simples*:
- bócio autêntico;
- sem sinal de complicação;
- não se inscrevendo em um contexto de distireoidia ou de tireoidite;
- sem formação nodular;
- indolor.

Bócios **39**

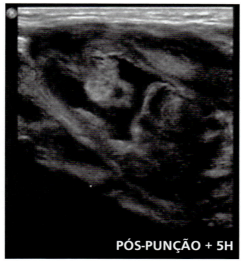

Figura 2.18
Hematocele volumosa após punção evacuadora.

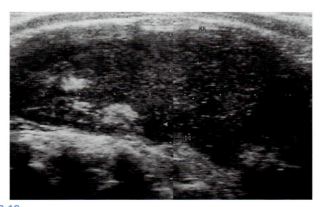

Figura 2.19
Linfoma difuso.
Modo B, corte longitudinal.

Trata-se, em suma, de um diagnóstico por eliminação [8] (Fig. 2.20).
Essas perguntas permitem considerar todas as patologias tireoidianas considerando o alcance do exame ultrassonográfico que, desse modo, justifica toda sua pertinência diagnóstica (Fig. 2.21).

40 Ultrassonografia da tireoide

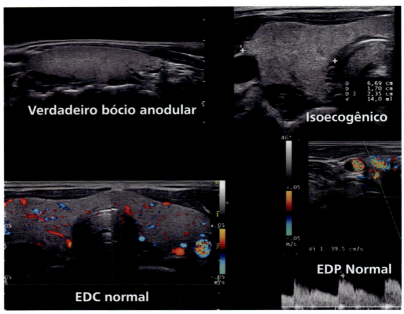

Figura 2.20
Ultrassonografia de um bócio simples.

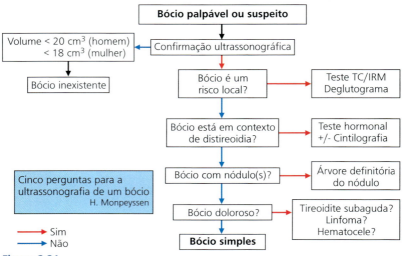

Figura 2.21
Cinco perguntas para a ultrassonografia de um bócio (segundo Monpeyssen).

Referências Bibliográficas

1. Albareda M *et al*. Upper airway obstruction in patients with endothoracic goiter enlargement: no relationship between flow-volume loops and radiological tests. Eur J Endocrinol 2010;163:665-9.
2. Barrere X *et al*. Determinants of thyroid volume in healthy French adults participating in the SU. VI. MAX cohort. Clin Endocrinol (Oxf) 2000;52:273-8.
3. Becker D *et al*. Thyroid autonomy with color-coded image-directed Doppler sonography: internal hypervascularization for the recognition of autonomous adenomas. J Clin Ultrasound 1997;25:63-9.
4. Dubost C *et al*. [Tracheal injury caused by intubation for compressive endothoracic goiter]. J Chir (Paris) 1991;128:109-11.
5. Henjum S *et al*. Data quality and practical challenges of thyroid volume assessment by ultrasound under field conditions - observer errors may affect prevalence estimates of goitre. Nutr J 2010;9:66.
6. Lonnebakken MT *et al*. Incidental detection of internal jugular vein thrombosis secondary to undiagnosed benign substernal goiter. Case Report Med 2010;2010.
7. Mark M. Embryologie de la thyroïde in: La Thyroïde. Paris: Editions Masson 2001;3-7.
8. Monpeyssen HT. Échographie de la thyroïde. Encycl Med Chir 2006;10-002 (F-15):22.
9. Monpeyssen H. Les dysthyroïdies. In: Marcy P, ed. Imagerie thyroïdienne: du diagnostic au traitement. Montpellier: Sauramps medical; 2009.
10. Nunez S LJ, ed. Goitre sporadique. Paris: Elsevier; 2001.
11. Paes JE *et al*. Acute bacterial suppurative thyroiditis: a clinical review and expert opinion. Thyroid 2010;20:247-55.
12. Park SY *et al*. Ultrasonographic characteristics of subacute granulomatous thyroiditis. Korean J Radiol 2006;7:229-34.
13. Tramalloni J *et al*. [Thyroid nodule management: ultrasonography, fine-needle cytology]. J Radiol 2009;90:362-70.
14. Vanderpump MP *et al*. The incidence of thyroid disorders in the community: a twenty-year follow-up of the Whickham Survey. Clin Endocrinol (Oxf) 1995;43:55-68.
15. Villanueva R, Haber R. Tracheal compression in a patient with substernal extension of a multinodular goiter. Thyroid 2000;10:367.

3 Nódulos

Epidemiologia

A grande frequência do nódulo tireoidiano é conhecida desde os estudos por autópsia da metade dos anos 1950 [14], que haviam mostrado que a presença de nódulos subclínicos:

- atingia, aproximadamente, um a cada dois adultos com mais de 50 anos;
- tinha uma frequência que aumentava quase linearmente com a idade;
- tinha uma preponderância feminina clara (razão sexual: 3/1).

Esses dados foram encontrados nos estudos de coorte [25] e desde o início dos estudos ultrassonográficos de alta frequência [7].

A prevalência do nódulo varia de 20 a 40%, se a detecção for feita via ultrassom; e de 2 a 8%, se for via palpação [13, 25].

A incidência (que é a frequência dos casos novos) é expressa em porcentagem considerando a população total. Ela foi calculada em 0,11% ao ano na mulher, e em 0,06% ao ano no homem [27].

Aproximadamente 10% dos nódulos são palpáveis.

Alguns fatores de risco são conhecidos por favorecer o surgimento de nódulos:

- carência de iodo;
- irradiação cervical;
- tabaco.

Por outro lado, algumas afecções congênitas raras predispõem à presença de nódulos e ao câncer da tireoide [27].

Afecções congênitas raras que predispõem aos nódulos e ao câncer da tireoide

- Neoplasias endócrinas múltiplas (NEM) de tipo 2 (câncer medular)
- Polipose cólica familiar (câncer papilar)
- Doença de Cowden
- Complexo de Carney compreendendo uma síndrome poliendócrina com tumores tireoidianos benignos ou malignos
- Síndrome de McCune-Albright compreendendo doença multinodular com nódulos autônomos

Anatomopatologia

O nódulo benigno é representado pelo adenoma coloide vesicular que se desenvolve após a mutação de uma célula glandular tireoidiana (tireócito). Segundo o tipo de mutação, formar-se-á ou um adenoma hiperfuncional (nódulo hiperfuncionante em cintilografia), ou um adenoma vesicular (iso ou hipofuncionante em cintilografia), ou, ainda, um carcinoma.

A anatomopatologia dos nódulos cancerosos é detalhada no Capítulo 4, dedicado aos cânceres.

As lesões ditas "foliculares" são difíceis, às vezes, de serem diagnosticadas, nem sempre a diferença entre o benigno e o maligno podendo ser afirmada com certeza.

Definição de um nódulo

Um nódulo é uma formação expansiva. Isso implica um crescimento centrífugo que vai determinar uma compressão das estruturas teciduais contíguas, especialmente os vasos.

Diagnóstico positivo [20]

Clinicamente, um nódulo é diagnosticado por meio da inspeção, quando é muito volumoso (Fig. 3.1), ou da palpação, quando é palpável.

O nódulo pode ser palpável conforme o tamanho, a situação superficial ou profunda, a consistência (mais firme é mais facilmente palpável). Se, até recentemente, era pela palpação que se identificava melhor a consistência de um nódulo,

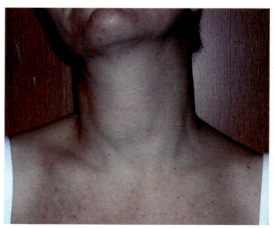

Figura 3.1
Nódulo visível na inspeção do pescoço do paciente.

a elastografia permite, agora, uma avaliação precisa – e às vezes quantitativa – da rigidez do nódulo [23].

Um nódulo é visível na ultrassonografia por três mecanismos:

- por seu contraste acústico em relação ao tecido adjacente (Fig. 3.2);
- pela síndrome de massa que ele determina, sobretudo, ao deformar os contornos da glândula (Fig. 3.3);
- pela compressão que exerce nos vasos intratireoidianos, sendo estes desviados de seu trajeto normal pelo nódulo: os vasos ficam salientes na superfície (Fig. 3.4).

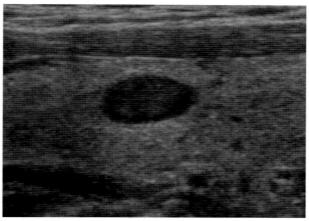

Figura 3.2
Nódulo de forte gradiente de ecogenicidade: ultrassonografia de modo B, corte longitudinal.
O nódulo está bem visível, pois sua ecogenicidade baixa contrasta bem com a ecogenicidade maior do parênquima tireoidiano.

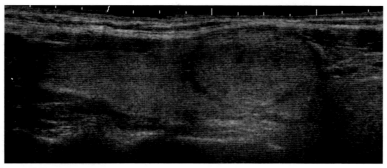

Figura 3.3
Síndrome de massa: ultrassonografia em modo B, corte longitudinal em modo panorâmico.
O macronódulo determina uma síndrome de massa, deformando o polo inferior do lobo.

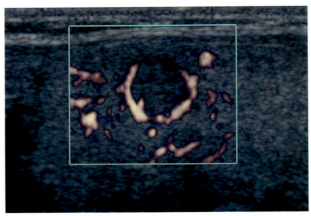

Figura 3.4
Saliência vascular: eco-Doppler energia, corte longitudinal.
Vê-se bem o nódulo isoecogênico graças ao desvio do trajeto dos vasos que o cercam.

Diagnóstico diferencial

A ultrassonografia pode corrigir as alterações positivas do exame clínico: impressão de nódulo relacionado com a saliência de uma junção do istmo com o lobo mais desenvolvido de um lado (Fig. 3.5).

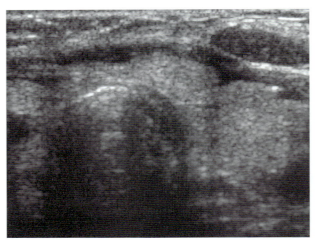

Figura 3.5
Boceladura glandular não nodular: ultrassonografia em modo B, corte transversal mediano.
A assimetria das duas junções istmo-lobos pode dar falsa impressão de nódulo na palpação.

Ela também pode corrigir um diagnóstico clínico errôneo de nódulo tireoidiano relacionado com nódulo pré-tireoidiano (Fig. 3.6).

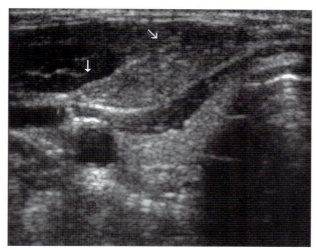

Figura 3.6
Nódulo pré-tireoidiano: ultrassonografia em modo B, corte transversal direito.
Suspeita de nódulo na palpação. As setas brancas mostram um nódulo das parte moles pré-tireoidianas, separado do lobo tireoidiano direito pelos músculos infra-hióideos.

Descrição ultrassonográfica [21]

Ecoestrutura

É o caráter líquido ou sólido do nódulo.

Essa distinção às vezes é fácil:

- nódulo líquido "puro": totalmente anecogênico com a regulagem padrão do ganho, preenchendo-se de ecos finos regulares em saturação do ganho, sem parede própria ou contornos claros, com reforço posterior, avascular em eco-Doppler colorido (Fig. 3.7);
- nódulo sólido com vascularização interna;
- nódulo misto, com uma parte líquida e uma parte sólida.

A avaliação da ecoestrutura às vezes é difícil: pode-se hesitar entre um nódulo hipoecogênico de forte gradiente e um nódulo líquido, sendo este espesso. Se a presença de vasos intranodulares marca o caráter sólido, sua ausência não permite afirmar o caráter líquido (Fig. 3.8).

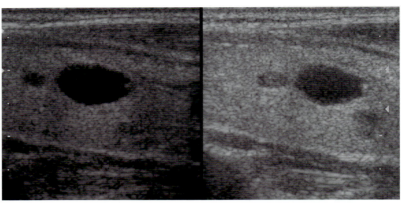

Figura 3.7
Aspecto de cisto na ultrassonografia: ultrassonografia em modo B, cortes longitudinais de aumento normal (imagem da esquerda) e com saturação do aumento (imagem da direita).

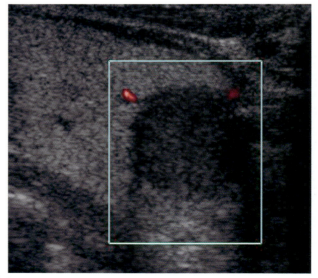

Figura 3.8
Nódulo sólido não vascularizado: eco-Doppler energia, corte longitudinal.
A ausência de vascularização intranodular não permite refutar o caráter sólido de um nódulo. Em compensação, sua presença o confirma. Aqui, no entanto, o caráter sólido é evidente, pois a hipoecogenicidade não é muito marcada e o aspecto festonado dos contornos não é visto em caso de nódulo líquido.

Em certos casos, veem-se, em ecoscopia, finos ecos em movimento em um nódulo líquido: é especialmente o caso das hematoceles (Fig. 3.9). Esses ecos em movimento determinam artefatos coloridos.

Nos nódulos com líquido coloide, constata-se, às vezes, a presença de artefatos em "cauda de cometa", comparável àqueles visíveis na vesícula biliar (Fig. 3.10). Eles representam a presença de granulações coloidais, indicando um nódulo benigno. Podem ser igualmente visíveis em certos nódulos sólidos e microcísticos. Nesse caso, podem ser tomados por microcalcificações, se o artefato em cauda de cometa não for visível [24].

Ecogenicidade

Ela só diz respeito aos nódulos sólidos ou mistos. É avaliada em comparação com o parênquima sadio adjacente. Distinguem-se, dessa forma, os nódulos hiper, iso ou hipoecogênicos. Entre os nódulos hipoecogênicos, é essencial distinguir os nódulos "fortemente hipoecogênicos", isto é, hipoecogênicos em comparação aos músculos pré-tiroidianos [9] (Fig. 3.11).

Em caso de nódulo misto, é preciso indicar a ecoestrutura da zona sólida.

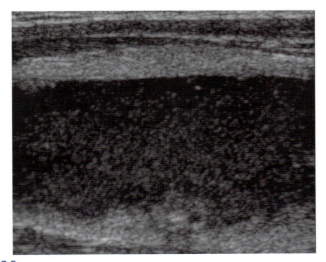

Figura 3.9
Hematocele: ultrassonografia em modo B, corte longitudinal.
Os finos ecos que preenchem a cavidade do nódulo aparecem animados por movimentos mais ou menos circulares (movimentos *brownianos*).

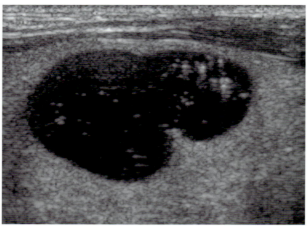

Figura 3.10
Granulações coloidais em um nódulo líquido: ultrassonografia em modo B, corte longitudinal.
Essas granulações coloidais cercadas de líquido podem entrar em vibração sob a influência da energia ultrassonora e gerar ecos retardados que aparecem como uma série de ecos de repetição atrás da granulação. Esse artefato é chamado, com frequência, "de cauda de cometa".

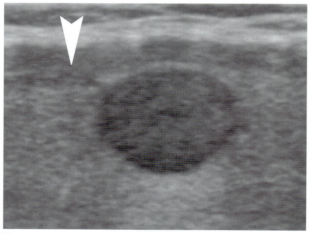

Figura 3.11
Nódulo fortemente hipoecogênico: ultrassonografia em modo B.
O nódulo é menos ecogênico que os músculos pré-tireoidianos (ponta da seta).

Contornos

É preciso estudar o aspecto dos contornos do nódulo com base na totalidade de sua circunferência. Distinguem-se os contornos nítidos, imprecisos ou festonados (isto é, nítidos, mas irregulares ou angulosos) (Figs. 3.12 à 3.14).

Forma

A maioria dos nódulos tireoidianos se apresenta com grande eixo paralelo ao grande eixo do lobo. É preciso marcar os nódulos mais profundos do que largos (aqueles cujo diâmetro longitudinal é maior que o diâmetro transverso), pois esse sinal indicaria um bom valor de suspeita de malignidade [9] (Fig. 3.15).

Contato capsular

Em caso de nódulo canceroso, uma taxa de contato capsular elevada (superior a 50%) revela um risco de extravasamento da cápsula tireoidiana e permite suspeitar de uma invasão das partes moles extratireoidianas na análise anatomopatológica com boa especificidade (98%) [11] (Fig. 3.16).

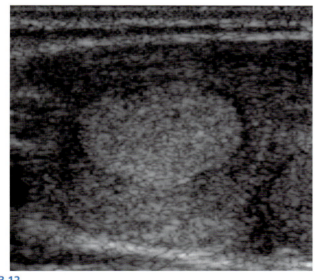

Figura 3.12
Contornos precisos: ultrassonografia em modo B, corte longitudinal.
Os contornos do nódulo são precisos: podem ser seguidos por toda a circunferência do nódulo e descrevem uma curva regular.

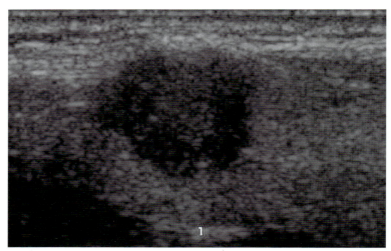

Figura 3.13
Contornos festonados ou angulares: ultrassonografia em modo B, corte longitudinal.
Os contornos são precisos, mas descrevem uma curva irregular, angulosa ou festonada.

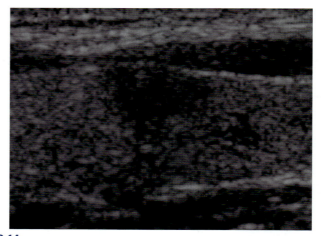

Figura 3.14
Contornos imprecisos: ultrassonografia em modo B, corte longitudinal.
Os contornos não podem ser seguidos ao longo de toda a circunferência. Em certos lugares, é impossível determinar os limites exatos do nódulo.

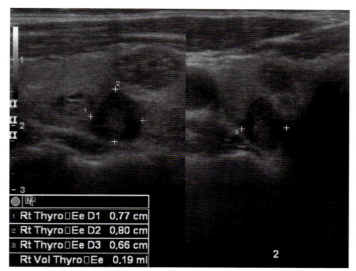

Figura 3.15
Nódulo mais profundo do que largo: ultrassonografia em modo B, cortes longitudinal e transversal.
O diâmetro longitudinal do nódulo é superior ao diâmetro transversal (a relação A/T é superior a 1; calcula-se aqui: 8/6,6 = 1,2). Trata-se de um câncer papilar.

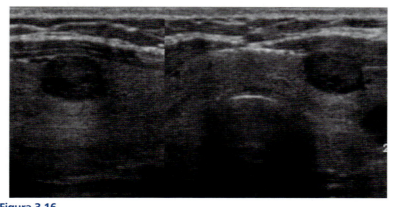

Figura 3.16
Contato capsular: ultrassonografia em modo B, cortes longitudinal e transversal.
A taxa de contato da face anterior do nódulo com a cápsula da tireoide é aqui superior a 80%. Trata-se de um sinal de suspeita de extensão extratireoidiana microscópica, ainda que não exista, nesse caso, sinal de invasão das partes moles na ultrassonografia.

Calcificações

Paredes calcificadas

A calcificação da parede de um nódulo não tem significado de risco se for completa (aspecto de "casca de ovo"). Não se pode julgar pelo aspecto de nódulo (absorção completa do feixe ultrassonoro), nem medir sua espessura (Fig. 3.17). A citopunção às vezes é impossível em razão da resistência da superfície cálcica.

Um aspecto de calcificação descontínua dos contornos nodulares seria mais suspeito [4, 5] (Fig. 3.18).

Macrocalcificações

As macrocalcificações foram descritas, inicialmente, nos cânceres anaplásicos [6]. Porém, normalmente, elas não têm qualquer valor de risco (Fig. 3.19), ainda que sua presença possa duplicar o risco de câncer [5].

Microcalcificações

As microcalcificações só são visíveis com altíssima frequência (no mínimo 10 MHz). Elas têm bom valor preditivo de malignidade, sobretudo, se forem numerosas (Fig. 3.20). Para Frates [5], elas triplicariam o risco de câncer.

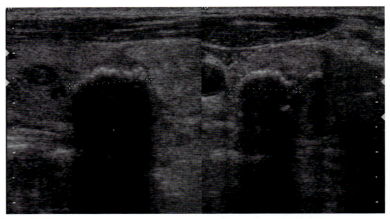

Figura 3.17
Calcificação parietal completa "em forma de casca de ovo": ultrassonografia em modo B, cortes longitudinal e transversal.
A parede do nódulo está totalmente calcificada. A ecoestrutura do nódulo não pode ser avaliada. A espessura do nódulo não pode ser medida.

Nódulos 55

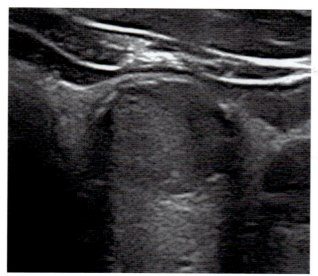

Figura 3.18
Calcificações parietais descontínuas: ultrassonografia em modo B, corte transversal do lobo esquerdo.
O aspecto descontínuo das calcificações que destaca a região contígua ao nódulo seria um sinal de mais risco.

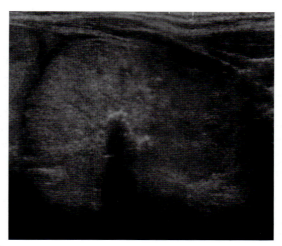

Figura 3.19
Macrocalcificação: ultrassonografia em modo B, corte longitudinal.
Macrocalcificação refringente dentro de um macronódulo isoecogênico.

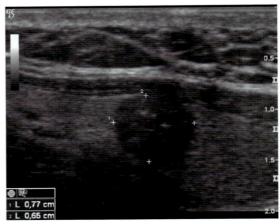

Figura 3.20
Microcalcificações: ultrassonografia em modo B, corte transversal do lobo direito.
Três microcalcificações estão bem visíveis no centro do nódulo.

Geralmente, é difícil distinguir as microcalcificações dos ecos densos puntiformes, às vezes visíveis em nódulos coloides benignos. Essas granulações coloides podem gerar ecos de repetição (artefato como "cauda de cometa") que permitem, então, identificá-las, mas esse aspecto típico é inconstante (Fig. 3.21). Corre-se o risco, assim, de confundir essas granulações coloides com microcalcificações, o que diminui a especificidade das microcalcificações.

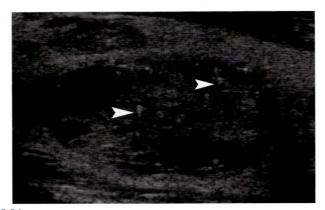

Figura 3.21
Granulações coloidais: ultrassonografia em modo B, corte longitudinal.
As granulações coloidais podem ser vistas dentro de regiões microcísticas em um nódulo majoritariamente sólido. São identificadas pelo artefato em "cauda de cometa" (pontas das setas).

Vascularização
Doppler colorido

A vascularização dos nódulos normalmente é classificada em quatro grupos, [18] cuja numeração varia de uma publicação para outra. É melhor indicar, portanto, também, o tipo de vascularização do que simplesmente seu número. Os quatro grupos são (Fig. 3.22):

- sem vascularização;
- vascularização perinodular exclusiva ou predominante;
- vascularização mista peri e intranodular;
- vascularização intranodular predominante.

Para todos os autores, a vascularização do tipo intranodular constitui o aspecto mais suspeito.

Esse aspecto pode ser visto, no entanto, também em casos de nódulo quente (hiperfuncionante na cintilografia) [2, 17].

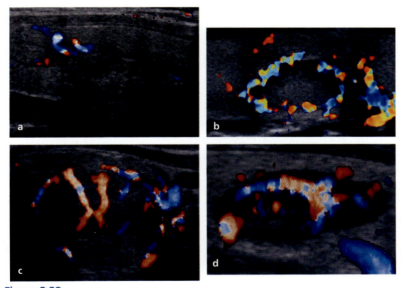

Figura 3.22
Os quatro aspectos-tipos da vascularização nodular.
Os grupos são numerados de I a IV. Cortes longitudinais em eco-Doppler colorido.
a. Ausência de vascularização nodular, apesar de um ganho colorido suficiente para mostrar a vascularização do parênquima: tipo I.
b. Vascularização perinodular: tipo II.
c. Vascularizações peri e intranodular quase equivalentes: tipo III.
d. Vascularização intranodular muito claramente predominante: tipo IV.

Doppler pulsado

Para certos autores, a existência de *shunts* arteriovenosos intranodulares (que se traduzem por aumento das velocidades diastólicas, portanto, por uma diminuição do índice de resistência) seria um elemento de suspeita de malignidade confiável [3].

Para outros, ao contrário, um índice de resistência inferior a 0,75 estaria a favor de um nódulo benigno [1].

Em razão desses resultados contraditórios de um estudo para outro, para muitos autores, o Doppler pulsado é pouco eficaz para diferenciar os nódulos benignos dos nódulos malignos [19].

Consistência do nódulo: elastografia

(Ver Capítulo 9 sobre elastografia).

Localização

A localização precisa de um nódulo na tireoide é realizada perfeitamente pela ultrassonografia. Ela permite identificar com precisão um nódulo no centro de uma tireoide multinodular, localizar eventuais nódulos hiperfuncionantes por comparação com a cintilografia [21].

Um esquema de localização dos nódulos é muito cômodo. De acordo com as últimas recomendações publicadas na França [27], ele deve acompanhar, *obrigatoriamente*, qualquer relatório de ultrassonografia para nódulos. Para ser preciso e eficaz, esse esquema deve comportar duas incidências de cada lobo: uma de frente (vista anatômica da face da tireoide) e uma de perfil (correspondendo a uma vista anatômica de perfil ou a um corte ultrassonográfico longitudinal) (Fig. 3.23). Nós havíamos proposto esse esquema já em 1994 [22]. É prático numerar os nódulos. Essa numeração deverá ser retomada em cada novo ultrassom. Um número representa sempre o mesmo e único nódulo. Se um nódulo não está mais visível, seu número não será dado a outro. Para cada novo nódulo corresponde um novo número. Esse esquema se sobrepõe facilmente àquele da palpação do clínico e à cintilografia. Ele permite um controle evolutivo ultrassonográfico mais fácil e mais preciso, evitando as perífrases pesadas em um relatório e os erros de localização. Esse esquema é indispensável à realização de um exame citológico em caso de tireoide multinodular.

Sistema TI-RADS

Por analogia com a classificação BI-RADS *(Breath Imaging – Report And Data System)*, utilizada atualmente nos exames de mama, Horvarth [8] elaborou uma classificação que associa os aspectos ultrassonográficos dos nódulos com o risco

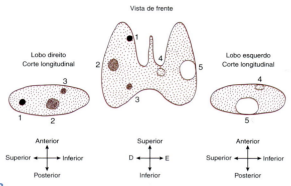

Figura 3.23
Esquema de localização nodular.
É indispensável representar cada nódulo em cada vista de frente e na vista de perfil, a fim de evitar qualquer ambiguidade de localização.

de câncer. Essa classificação foi completada na França, por Russ [19], e vem acompanhada por uma descrição de conduta para cada grau da classificação. É a última versão do sistema TI-RADS *(Thyroid Imaging – Report And Data System)* que descrevemos aqui.

O sistema TI-RADS fornece um atlas lexical comentado com o intuito de uniformizar a descrição ultrassonográfica dos nódulos e um plano de relatório visando uniformizar as práticas, além de propor uma conduta médica coerente em relação aos nódulos descritos.

O atlas lexical comentado é dividido em quatro capítulos:

- glândula;
- nódulo;
- formas intermediárias;
- casos especiais.

Para o nódulo, o formulário do léxico aparece reproduzido na Tabela 3.I.

O relatório integrado comporta um plano lógico e completo. Ele facilita a comunicação entre os diferentes atores (paciente, clínico geral, endocrinologista, cintilografista, citopatologista, anatomopatologista e radiologista). Esse plano está reproduzido na Tabela 3.II.

As categorias da pontuação TI-RADS são designadas por um algarismo de 1 a 5, conforme a probabilidade de malignidade do nódulo deduzida de seu aspecto ultrassonográfico (os algarismos 0 e 6 são categorias de espera) (Tabela 3.III).

Tabela 3.I
Sistema TI-RADS: formulário padrão do léxico de descrição dos nódulos

Volume		Forma e orientação	Ovalado irregular
Tipo de ecogenicidade	Anecogênico Hiperecogênico Isoecogênico Hipoecogênico • moderamente • fortemente Heterogêneo	Conteúdo	Sólido Misto • majoritariamente misto • majoritariamente cístico • com vegetação • cístico • puro • com sedimento • espongiforme
Limite	Com halo Sem halo	Contorno	Bem circunscrito Não circunscrito • indistinto • microlobulado • anguloso
Calcificações	Macrocalcificações • centrais • periféricas Microcalcificações	Outras pontuações hiperecogênicas	Granulações coloidais Pseudomicrocalcificações
Contato capsular	Ausente Presente e < 50% Presente e ≥ 50%	Vascularização	Ausente (avascular) De predominância periférica Misto De predominância central Difuso Índice de resistência • normal • alto

Cada categoria corresponde a um ou a vários aspectos ultrassonográficos bem definidos. Assim, a categoria 4C corresponde a três dos quatro principais sinais de suspeita definidos inicialmente por Kim [9] e confirmados por várias publicações. Esses três sinais são:

- forte hipoecogenicidade;
- microcalcificações;
- contornos angulosos ou lobulados.

Tabela 3.II
Plano do relatório padrão permitindo uma uniformização

Introdução	Motivo do exame História clínica e biológica Dados dos exames por imagem anteriores Antecedentes de carcinoma da tireoide de primeiro grau ou de irradiação cervical
Técnica	Equipamento: tipos de sondas usadas e tipo de tecnologia Dificuldades particulares relacionadas com o estado do paciente
Corpo do relatório	Volume da tireoide Ecogenicidade e vascularização da glândula Nódulos: • situação, tamanho e características • numerados e mapeados • evolutividade Estudo dos gânglios cervicais e do trato tireoglosso
Conclusão	Exame normal ou tipo de patologia Comparação com documentos anteriores Categoria de avaliação TI-RADS de 1 a 5 (ao menos do nódulo que apresenta maior risco)
Recomendações	

Tabela 3.III
Categorias da pontuação TI-RADS

Categoria TI-RADS	Significado	Risco de malignidade
0	Aguardando outro exame	Não conhecido no momento
1	Exame normal	0%
2	Benigno	0%
3	Muito provavelmente benigno	> 0 e $< 2\%$
4A	Fracamente suspeito	≥ 2 e $< 10\%$
4B	Medianamente suspeito	≥ 10 e $< 50\%$
4C	Muito suspeito	≥ 50 e $< 95\%$
5	Malignidade muito provável	$\geq 95\%$
6	Carcinoma provado citologicamente	$> 98\%$

A presença de apenas um desses sinais é suficiente para classificar o nódulo na categoria 4C. É o principal sinal de risco que determina a categoria a que o nódulo pertence. O quarto sinal de Kim, nódulo mais espesso que largo, menos eficaz, é classificado como 4B.

A elaboração do sistema TI-RADS marca uma importante evolução do papel do ultrassonografista no âmbito do diagnóstico do nódulo. A cada aspecto ultrassonográfico é associado um risco de câncer, permitindo organizar a triagem dos nódulos que deverão ser puncionados com prioridade. De acordo com as primeiras experiências dos centros que o utilizam em exames de rotina, o sistema TI-RADS permitiria reduzir em, aproximadamente, 30% o número das citopunções se comparado àquele obtido pela triagem realizada com base apenas no tamanho dos nódulos.

Diagnóstico de um nódulo

A descoberta de um nódulo traz um problema de conduta a ser considerado: abstenção terapêutica ou tratamento e, nesse caso, qual tratamento?

A conduta a ser empregada é muito consensual há uma década em razão da publicação de recomendações das sociedades médicas europeias, norte-americanas e francesas [4, 27].

Ela é baseada na citopunção tireoidiana, eventualmente ecoguiada, a fim de selecionar os nódulos a serem operados imediatamente (citologias suspeitas e malignas). Uma primeira triagem pode ser feita pela cintilografia, único exame capaz de situar todos os nódulos autônomos (hiperfuncionantes) para que o risco de câncer é ínfimo. Aproximadamente 15% dos nódulos são hiperfuncionantes e, enquanto o nódulo não se torna tóxico (passagem para hipertireoidismo), o TSH pode permanecer normal (seria o caso de, aproximadamente, 1/3 dos nódulos autônomos). A vantagem da cintilografia é, então, evitar a punção desses nódulos quentes (cujas citopunções seriam consideradas, de modo equivocado, normalmente suspeitas). No entanto, atualmente, a maioria das equipes só realiza a cintilografia em caso de TSH baixo (suspeita de hipertireoidismo) ou de esfregaço suspeito na citopunção.

A escolha dos nódulos a serem puncionados depende, portanto, primeiro, de seu aspecto ultrassonográfico. O sistema TI-RADS (Tabela 3.III) permite selecionar os nódulos que devem ser puncionados com prioridade, qualquer que seja o tamanho: trata-se dos nódulos que apresentam uma pontuação TI-RADS 4 (Tabela 3.IV). A retirada é indiscutível para todos os casos 4C, qualquer que seja o tamanho do nódulo. No caso daqueles classificados como 4A e 4B, a citopunção é feita naqueles que aumentam de tamanho após dois exames sucessivos ou em caso de antecedentes pessoais ou familiares. A elastografia, quando estudos mais robustos tiverem sido realizados, talvez permita fazer uma nova classificação de alguns nódulos atualmente considerados 4A ou 4B para 4C. Esse exame não interfere, por enquanto, na classificação TI-RADS. Uma nova versão da classificação TI-RADS foi elaborada por Russ, em 2012. Como ela ainda será publicada, não pôde ser incorporada nesta obra. Ao introduzir a elastografia, essa versão simplificará a classificação dos nódulos da categoria 4 que não comportará mais que dois grupos: 4A e 4B.

Tabela 3.IV
Pontuação TI-RADS 4: nódulos supeitos na ultrassonografia

A presença de um único sinal maior basta para classificar o nódulo como 4C, para o qual a citopunção é sempre realizada, qualquer que seja o tamanho do nódulo.	
4A	2% > VPP < 10% Vascularização de predominância central Pouco hipoecogênico, com halo Mistos, majoritariamente císticos
4B	10% > VPP < 50% Mais espesso que largo Pouca hipoecogenicidade Macrocalcificação(ões) Vascularização intranodular ou difusa
4C	VPP > 50% Forte hipoecogenicidade Microcalcificações Contornos angulosos ou lobulados

VPP: valor preditivo positivo.

Quanto ao grau 3, as retiradas são indicadas em caso de antecedentes particulares do paciente e caso o nódulo tenha mais de 20 mm de grande diâmetro. Ao contrário, a citopunção é inútil para os nódulos TI-RADS 2 (Tabela 3.V).

Tabela 3.V
Classificações TI-RADS 3 e 2: nódulos muito provavelmente benignos (pontuação 3) e nódulos de aspecto ultrassonográfico típico de benignidade (pontuação 2)

TI-RADS 3 Nódulos muito provavelmente benignos	Nódulo isoecogênico ou hiperecogênico, sem hipervascularização intranodular nem calcificação
TI-RADS 2 Aspectos típicos de benignidade	• cisto simples • nódulo espongiforme isoecogênico, sem vascularização central • nódulos hiperecogênicos em tireoidite crônica (*white knight*) • macrocalcificação isolada, sem componente tecidual nem vascularização • montes nodulares isoecogênicos confluentes não dissociáveis • tireoidite subaguda típica: superfície não nodular sólida hipoecogênica, cuja extensão vai da superfície à profundidade, com uma vascularização central em um contexto clínico e biológico típico

Um algoritmo para avaliação dos nódulos baseado nas recomendações francesas [27] é proposto na Figura 3.24.

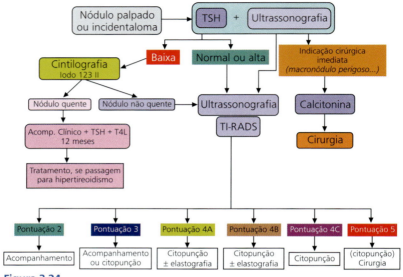

Figura 3.24
Algoritmo de exploração diagnóstica de um nódulo tireoidiano.
Uma dosagem de TSH e uma ultrassonografia sempre são realizadas. O lugar da cintilografia é discutido atualmente. Ela é sistemática em caso de TSH baixo, pois é o único exame que permite localizar os nódulos autônomos para os quais o risco de câncer é ínfimo. A citopunção desempenha um papel fundamental quando uma indicação operatória não existe de imediato (macronódulo com mais de 3 ou 4 cm de diâmetro, conforme as equipes, nódulo clinicamente suspeito etc.): é esse exame que permite selecionar com mais eficiência os nódulos a serem operados. A escolha dos nódulos a serem puncionados é feita com o uso de ultrassom, em função da pontuação TI-RADS.

Acompanhamento dos nódulos

Durante os exames iniciais, os eventuais nódulos malignos foram identificados, e o paciente é, então, operado.

Em caso de nódulos considerados benignos, a evolução de cada nódulo é variável. Aproximadamente 1/3 deles vai sofrer uma diminuição espontânea de volume de, no mínimo, 50%, 1/3 permanecerá estável e 1/3 aumentará de volume [10, 27].

O surgimento de novos nódulos ocorre em, aproximadamente, 1/3 dos casos no lobo que resta após lobectomia. O tratamento com L-tiroxina foi proposto para diminuir a frequência dessas recidivas nodulares, com resultados, porém, contraditórios de um estudo para outro [16, 26].

Uma citologia inicial benigna é um bom argumento a favor da benignidade, mas não é formal. É por isso que uma segunda citologia é sistematicamente proposta em caso de aumento volumétrico durante o acompanhamento (ainda que apenas o aumento volumétrico *rápido* seja considerado um sinal de risco). Esses falsos-negativos iniciais da citologia (que são raros, inferiores a 5%) devem ser distinguidos da degeneração maligna de um nódulo autenticamente benigno. Essa degeneração é rara para os casos que não se enquadram nos tumores classificados com "potencial de malignidade indeterminado". O câncer papilífero pode se diferenciar em um câncer anaplásico. A passagem de um adenoma vesicular benigno para um carcinoma vesicular é possível.

O acompanhamento dos nódulos não operados se baseia na palpação cervical realizada pelo clínico, na dosagem anual de TSH e na ultrassonografia cervical.

A ultrassonografia de acompanhamento deve ser realizada nas mesmas condições da ultrassonografia inicial. A numeração nodular inicial deve ser retomada obrigatoriamente. É, portanto, indispensável dispor da ultrassonografia anterior, assim como do esquema de localização e da iconografia. Não é muito comum, porém, que o clínico conserve em sua documentação a iconografia de um paciente, pois o principal interesse desta é permitir uma comparação do aspecto do nódulo de um exame para outro. É o radiologista responsável pelo acompanhamento que conserva a iconografia. Ela deve, evidentemente, ser fornecida ao paciente a quem deve-se explicar a necessidade de trazer, a cada consulta, a totalidade dos exames realizados anteriormente (relatório, esquema e iconografia).

Cada novo e eventual nódulo deverá passar por uma avaliação inicial, com eventual citopunção.

É útil transpor para um gráfico os volumes dos diferentes nódulos, a fim de visualizar melhor sua evolução ao longo do tempo (Fig. 3.25).

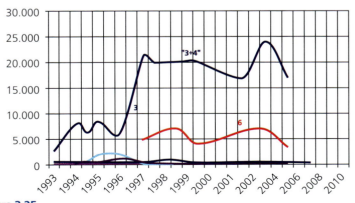

Figura 3.25
Gráfico da evolução volumétrica dos nódulos durante o acompanhamento da paciente entre 1993 e 2006.

A frequência das ultrassonografias depende da evolutividade do crescimento nodular. Raramente ela é inferior a 1 ano. Pode ser espaçada em 5 anos, quando os nódulos evoluem lentamente. Em caso de grande multinodularidade, é preciso manter uma periodicidade mais próxima.

Casos particulares

Nódulos na criança

A prevalência dos nódulos é menor na criança do que no adulto (aproximadamente 3%, se a detecção for feita por ultrassom). Ela aumenta linearmente com a idade após a puberdade. O risco de malignidade é maior do que no adulto (de 10 a 25% comparado a 5% no adulto). É ainda maior em casos de irradiação na primeira infância (sobretudo antes dos 5 anos de idade). O período de latência é de 5 a 10 anos [27].

O diagnóstico é feito com base, assim como para o adulto, na citopunção ecoguiada.

As formas com metástases ganglionares e pulmonares são mais frequentes do que no adulto, mas o prognóstico continua bom, sendo baixo o risco de falecimento. As sobrevidas relatadas em publicações de 10, 15 e 20 anos são, respectivamente, de 100, 90 e 87%. De modo geral, o câncer papilífero é mais agressivo e mais grave na criança com menos de 10 anos.

O diagnóstico e o tratamento terapêutico desses cânceres infantis são mais bem realizados em meio especializado, por equipes capacitadas especialmente para isso.

Nódulos e gravidez

A presença de um nódulo durante a gravidez é bastante comum. Aproximadamente 10% das gestantes têm um nódulo palpável. A prevalência ultrassonográfica aumenta com o tempo: de 15% no primeiro trimestre de gestação, até 25% imediatamente no pós-parto, segundo um estudo realizado em Hong Kong [12]. Sabe-se que a gravidez contribui para o desenvolvimento dos nódulos preexistentes e que vem seguida da formação de novos nódulos. O volume da tireoide aumenta com frequência em 30%, ou mesmo mais, e diminui (às vezes parcialmente) após o parto.

O risco de câncer não parece maior para essas mulheres, e o prognóstico é idêntico àquele das não gestantes, não justificando a interrupção terapêutica da gravidez [27].

A citopunção diagnóstica pode ser realizada sem qualquer inconveniente nas mulheres grávidas.

A intervenção cirúrgica ocorre no 2° semestre da gestação. Alguns estudos não mostraram diferença de sobrevida a longo prazo para as mulheres que foram operadas após o parto [15]. O uso do radioiodo é naturalmente prescrito.

Nódulo tireoidiano de descoberta fortuita: incidentaloma

Seu número aumenta consideravelmente com o avanço dos exames por imagem modernos, como: ultrassons, TDM, IRM [imagem por ressonância magnética], PET-*scan* [tomografia por emissão de pósitron].

A descoberta de um nódulo tireoidiano durante um exame ultrassonográfico dos vasos cervicais ou durante um exame de TDM ou IRM cervical é muito frequente, e os nódulos descobertos assim não têm maior risco de malignidade, com exceção daqueles detectados durante um exame FDG-TEP (tomografia por emissão de pósitrons com fluorodesoxiglicose), em que o risco de malignidade é estimado entre 30 e 50%.

A descoberta de um incidentaloma deve levar à realização de uma ultrassonografia da tireoide com caracterização nodular, como em uma ultrassonografia para um nódulo palpável.

Além das características ultrassonográficas, levar-se-á em conta antecedentes pessoais e familiares do paciente.

Tratando-se de um incidentaloma do PET-scan, todavia, a citopunção será sistemática em razão de maior risco de malignidade nesse caso [27].

Referências bibliográficas

1. Argalia G et al. [Echo Doppler in the characterization of thyroid nodular disease]. Radiol Med (Torino) 1995;89:651-7.
2. Becker D et al. Thyroid autonomy with color-coded image-directed Doppler sonography: internal hypervascularization for the recognition of autonomous adenomas. J Clin Ultrasound 1997;25:63-9.
3. Bozbora A et al. Color Doppler sonography in cold thyroid nodules for malignancy prediction. Acta Chir Belg 2002;102:259-62.
4. Cooper DS et al. Revised American Thyroid Association management guidelines for patients with thyroid nodules and differentiated thyroid cancer. Thyroid 2009;19:1167-214.
5. Frates MC et al. Management of thyroid nodules detected at US: Society of Radiologists in Ultrasound consensus conference statement. Radiology 2005;237:794-800.
6. Hatabu H et al. Undifferentiated carcinoma of the thyroid gland: sonographic findings. Clin Radiol 1992;45:307-10.
7. Horlocker T et al. In: Frontiers of thyroidology, ed. Prevalence of incidental nodular thyroid disease detected during high-resolution parathyroid ultrasonography. New York: Medeiros-Neto G; 1986. p. 1309-12.
8. Horvath E et al. An ultrasonogram reporting system for thyroid nodules stratifying cancer risk for clinical management. JCEM 2009;90:1748-51.
9. Kim EK et al. New sonographic criteria for recommending fine-needle aspiration biopsy of nonpalpable solid nodules of the thyroid. AJR Am J Roentgenol 2002;178:687-91.
10. Kuma K et al. Outcome of long standing solitarythyroid nodules. World J Surg 1992;16:583-8.

11. Kwak JY et al. Extrathyroid Extension of Well-Differentiated Papillary Thyroid Microcarcinoma on US. Thyroid 2008;18:609-14.
12. Kung AW et al. The effect of pregnancy on thyroid nodules formation. J Clin Endocrinol Metab 2002;87:1010-4.
13. Mazzaferri EL. Management of a solitary thyroid nodule. N Engl J Med 1993;328:553-9.
14. Mortensen J et al. Gross and microscopic findings in clinically normal thyroid glands. J Clin Endocrinol Metab 1955;15:1270-80.
15. Moosa M, Mazzaferri EL. Outcome of differentiated thyroid cancer diagnosed in pregnant women. J Clin Endocrinol Metab 1997;82:438-42.
16. Papini E et al. Long-term changes in nodular goiter:a 5-year prospective randomized trial of levothyroxine suppressive therapy for benigncold thyroid nodules. J Clin Endocrinol Metab 1998;83:780-3.
17. Rago T et al. Role of conventional ultrasonography and color flow-doppler sonography in predicting malignancy in 'cold' thyroid nodules. Eur J Endocrinol 1998;138:41-6.
18. Russ G et al. Le système TI-RADS en échographie thyroïdienne. J Radiol 2011;92:701-13.
19. Shimamoto K et al. Thyroid nodules: evaluation with color Doppler ultrasonography. J Ultrasound Med 1993;12:673-8.
20. Tramalloni J, Monpeyssen H. Échographie de la thyroïde. In: Encycl Med Chir Paris; 2003.
21. Tramalloni J, Monpeyssen H. Les nodules thyroïdiens. Feuillets de Radiologie 2006;46:1-8.
22. Tramalloni J et al. Imagerie normale et pathologique de la thyroïde. Encycl Med Chir. Radiodiagnostic-Coeur-Poumons. Paris: Editions Techniques; 1994. p. 10.
23. Monpeyssen H, Tranquart E Élastographie ultrasonore de la thyroïde. In: Imagerie de la thyroïde et des parathyroïdes. Tramalloni J. Paris: Lavoisier; 2011. p. 25-28.
24. Tramalloni J. Nodules. In: Imagerie de la thyroïde et des parathyroïdes. Tramalloni J. Paris: Lavoisier; 2011. p. 74-109.
25. Vander JB et al. The significance of nontoxic thyroid nodules. Final report of a 15-year study of the incidence of thyroid malignancy. Ann Intern Med 1968;69:537-40.
26. Wemeau JL et al. Effects of thyroid-stimulating hormone suppression with levo-thyroxine in reducing the volume of solitary thyroid nodules and improving extranodularnonpalpable changes: a randomized, double-blind, placebo-controlled trial by the French Thyroid Research Group. J Clin Endocrinol Metab 2002;87:4928-34.
27. Wemeau JL et al. Guidelines of the French society of endocrinology for the management of thyroid nodules. Annales d'Endocrinologie 2011;72:251-81.

4 Cânceres

Revisão anatomopatológica e epidemiológica

A classificação dos cânceres tireoidianos (OMS, 2004) [10] distingue:

- os tumores malignos epiteliais (82%):
  - cânceres diferenciados (80%);
  - cânceres indiferenciados ou anaplásicos (2%).
- os tumores malignos não epiteliais (5%): linfomas, cânceres secundários;
- os tumores malignos derivados das células C (3%): cânceres medulares familiares ou não familiares.

Os epiteliomas tireoidianos diferenciados (ETD) são, portanto, mais frequentes (80%) e se dividem em (Fig. 4.1):

- cânceres papilares: 85% dos ETD;
- cânceres vesiculares: 15% das ETD.

Um grupo de "tumores de potencial de malignidade incerto" é proposto para os tumores diferenciados encapsulados, para os quais a histologia definitiva não pode estabelecer, formalmente, entre benignidade e malignidade. Esse termo substitui o de adenoma atípico, mais antigo.

A incidência anual do câncer tireoidiano varia, conforme o país, de 0,5 a 10 casos para cada 100.000. É de 2 a 4 vezes mais frequente na mulher do que no homem. Se o câncer tireoidiano é o mais frequente dos cânceres das glândulas endócrinas, ele representa apenas 1% de todos os cânceres diagnosticados.

Na França, as últimas projeções do Instituto Nacional Francês de Vigilância Sanitária (INVS) anunciavam 8.958 novos casos de câncer tireoidiano, dos quais 6.820 seriam em mulher, no ano de 2010.

A razão sexual é estável, permanecendo de 3 mulheres para cada homem.

O prognóstico é bom: 5% dos pacientes morrem de câncer (somando todos os tipos) e 15% apresentam recidiva.

O microcarcinoma papilar da tireoide (definido como um tumor inferior ou igual a 1 cm) é encontrado em 5 a 36% dos adultos quando realizadas autópsias (conforme o país). A história natural desses microcarcinomas não é bem conhecida. Não é possível, atualmente, predizer seu futuro, uma vez que a maioria deles nunca se tornou clinicamente significativa [4].

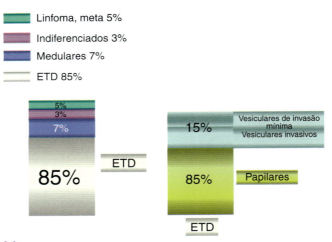

Figura 4.1
Distribuição histológica dos cânceres da tireoide (segundo Groussin).
Os linfomas e as metástases são cânceres "hospedados", de origem extratireoidiana. Os carcinomas medulares se desenvolvem a partir das células C tireoidianas. As outras formas se desenvolvem a partir dos tirócitos.

Há 30 anos assiste-se, na França, bem como na maioria dos países desenvolvidos, a um aumento claro e regular da frequência do câncer papilar. Parece que essa constatação se deve, principalmente, a melhor tratamento diagnóstico desses pacientes (considerando o excelente prognóstico desses carcinomas, as formas não diagnosticadas geralmente não eram localizadas). Insiste-se no papel da ultrassonografia e da difusão da citologia para explicar essa melhora em termos de diagnóstico, assim como o aumento das tireoidectomias totais em detrimento da cirurgia parcial (cânceres de descoberta histológica fortuita). O papel de outros fatores (tóxicos) está sendo estudado. Os efeitos do acidente em Chernobyl parecem nulos na França, assim como nos países vizinhos, por duas principais razões:

- aumento da incidência do câncer começou 10 anos antes do acidente, e a queda da curva não se modificou desde então;
- a dosimetria medida na França durante o período de declínio dos efeitos do acidente mostrou um claro gradiente de dose com uma dosimetria mais alta no leste do país do que no oeste. No entanto, o aumento de incidência do câncer é maior no oeste da França.

Cânceres nodulares

Diferentes tipos de cânceres nodulares

A maioria dos cânceres tireoidianos se apresenta na forma de um nódulo. É a forma comum do câncer papilar, do câncer vesicular, do câncer medular e dos cânceres secundários. Estes últimos são raros, sobretudo, os de origem mamária, brônquica, renal, cutânea (melanomas).

Argumentos ultrassonográficos de suspeita de malignidade

A ultrassonografia desempenha, há mais de 15 anos, um papel importante na avaliação preditiva de malignidade do nódulo tireoidiano no exame inicial [2, 18]. Ela acrescenta seus elementos próprios àqueles da clínica, da cintilografia e da citopunção [32, 33]. Esses argumentos são com base no aspecto do nódulo e em aspectos locorregionais. Uma sistematização da sintomatologia nodular foi proposta recentemente com o nome de TI-RADS [13, 26], como um paralelo da terminologia BI-RADS das lesões da mama (cf. Capítulo 3).

Vemos, a seguir, os elementos sintomatológicos já expostos no Capítulo 3.

Aspecto do nódulo

Ecoestrutura

Os nódulos sólidos são mais suspeitos do que os nódulos líquidos.

Ecogenicidade

Os nódulos hipoecogênicos são mais suspeitos do que os isoecogênicos, que são, por sua vez, mais suspeitos do que os hiperecogênicos. É fundamental distinguir os nódulos muito hipoecogênicos (hipoecogênicos em relação aos músculos supra-hióideos) dos nódulos simplesmente hipoecogênicos em relação ao parênquima adjacente. Essa distinção foi introduzida, em 1992, por Kim [15], e permite melhorar a especificidade do sinal de hipoecogenicidade. De fato, se a maioria dos cânceres é hipoecogênica (com exceção dos cânceres vesiculares), a maioria dos nódulos hipoecogênicos corresponde, simplesmente, a nódulos benignos.

Contornos

Os contornos de um nódulo são claros, festonados ou imprecisos (Figs. 4.2 à 4.4). Contornos imprecisos ou festonados são encontrados em mais de 75% dos cânceres em certas séries [19].

Microcalcificações

Unicamente visíveis em mais de 10 MHz, elas são pequenas demais para gerar um cone de atenuação. Para todos os autores, elas teriam grande valor preditivo de malignidade [14] (Fig. 4.5). Elas são vistas, sobretudo, em casos de câncer papilar ou medular.

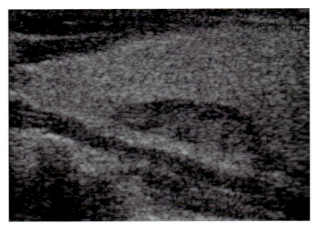

Figura 4.2
Contornos precisos: ultrassonografia em modo B, corte longitudinal.
Os contornos são bem contínuos ao longo da circunferência do nódulo. Trata-se de um sinal tranquilizador.

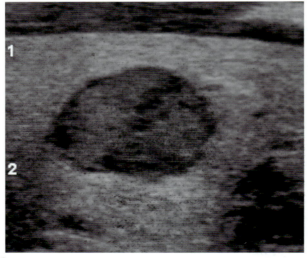

Figura 4.3
Contornos festonados ou angulares: ultrassonografia em modo B, corte longitudinal.
Os contornos são precisos, mas descrevem uma curva não linear, angular mamilonada, festonada. Trata-se de um sinal de forte suspeita.

Cânceres 73

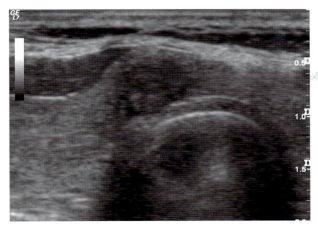

Figura 4.4
Contornos imprecisos: ultrassonografia em modo B, corte transversal.
Os contornos do nódulo não têm continuidade, não podem ser seguidos com precisão. Trata-se de um sinal de forte suspeita.

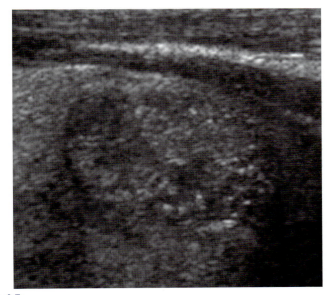

Figura 4.5
Microcalcificações: ultrassonografia em modo B, corte longitudinal.
O nódulo é salpicado de ecos puntiformes de tamanho variado: microcalcificações.

Forma do nódulo

Um nódulo mais profundo (diâmetro longitudinal) do que largo (diâmetro transversal) é suspeito [15] (Fig. 4.6).

Vascularização

O valor preditivo do tipo de vascularização é bastante baixo em inúmeros estudos [3, 5, 12]. Porém, uma vascularização intranodular predominante é mais suspeita: é encontrada em 74% dos cânceres na série de Papini [23] (Fig. 4.7).

> **Sinais ultrassonográficos que indicam fortes suspeitas de nódulo tireoidiano**
>
> - Nódulo sólido muito hipoecogênico
> - Microcalcificações
> - Contornos imprecisos ou irregulares
> - Nódulo mais profundo do que largo
> - Hipervascularização intranodular

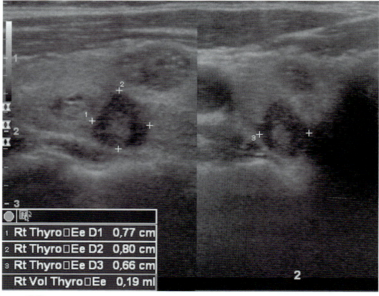

Figura 4.6
Nódulo mais profundo do que largo: ultrassonografia em modo B, cortes longitudinal e transversal.
O diâmetro longitudinal (0,8 cm) é superior ao diâmetro transverso (0,6 cm). Utiliza-se, por comodidade, a relação A/T, que é suspeita quando for superior a 1 (aqui A/T = 0,8/0,6 = 1,3). Citopunção: carcinoma papilar, confirmado pela histotologia.

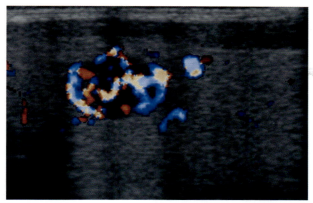

Figura 4.7
Vascularização intranodular predominante: eco-Doppler energia, corte longitudinal.
A vascularização intranodular é mais marcada do que o componente perinodular. Além disso, ela é mais significativa do que a vascularização do parênquima sadio. A concomitância dessas duas características permite que se fale de nódulo "hipervascularizado".

O valor diagnóstico desses sinais foi avaliado por Leenhardt a partir de várias publicações, que resumimos na Tabela 4.I.

Tabela 4.I
Critérios ultrassonográficos de malignidade do nódulo tireoidiano

	Sensibilidade (%)	Especificidade (%)	VPP (%)	VPN (%)	OR	P
Hipoecogenicidade	26-87	43-96	13-68	73-93		
Microcalcificações	26-59	85-95	24-70	41-94	4,97	< 0,05
Contornos imprecisos ou ausência de halo	17-77	39-85	13-60	39-98	16,8	< 10^{-3}
Mais profundo do que largo	32	92	67	74		
Vascularização intranodular	54-74	79-80	24-42	85-97	14,3	< 10^{-3}

VPP: valor preditivo positivo; VPN: valor preditivo negativo; OR: *Odds Ratio* = razão das chances; p: valor p.
Leenhardt *apud* Frates [11] e Papini [23]

Aspectos locorregionais

São aspectos que remetem à invasão das estruturas adjacentes e das adenopatias.

Invasão local

Os carcinomas superficiais podem invadir a cápsula tireoidiana e os tecidos adjacentes. A linha fina, hiperecogênica, que representa na ultrassonografia a cápsula tireoidiana, é interrompida pelo nódulo que avança nas partes moles pré-tireoidianas (Fig. 4.8). É um sinal de um valor alto, mas bastante raro.

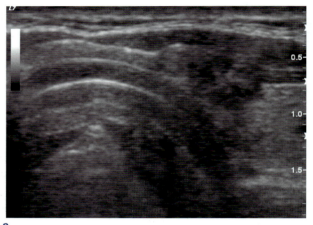

Figura 4.8
Invasão das partes moles: ultrassonografia em modo B, corte transversal.
A cápsula tireoidiana (linha branca que separa o parênquima dos músculos infra-hióideos) é aqui interrompida, uma vez que o nódulo invade o tecido muscular.

Taxa de contato de mais de 50% de um nódulo canceroso com a cápsula tireoidiana na ultrassonografia seria preditiva de uma invasão das partes moles na histologia com uma boa especificidade, segundo o estudo de Kwak [16].

Adenopatias satélites

A ultrassonografia é a técnica de imagenologia mais sensível para evidenciar os gânglios cervicais. É também um dos métodos mais específicos para distinguir o gânglio normal da adenopatia metastática [1, 6, 8, 29, 30].
Três caracteres diferenciam a adenopatia do gânglio normal:

- a forma: o gânglio normal é fusiforme, a adenopatia é arredondada; o índice L/S (o maior dos três diâmetros sobre o menor) parece ser mais confiável do que o índice de Solbiati (comprimento sobre largura). Normalmente, ele é superior a 2 nos gânglios normais (Fig. 4.9) e inferior a 2 nas adenopatias [30] (Fig. 4.10);
- o hilo é visível em um gânglio normal (Fig. 4.11); não aparece nas adenopatias (Fig. 4.12). Se, por um lado, a visibilidade do hilo marca quase com certeza a normalidade de um gânglio, por outro, é preciso saber que quase um gânglio normal a cada dois não apresenta hilo visível;

Cânceres 77

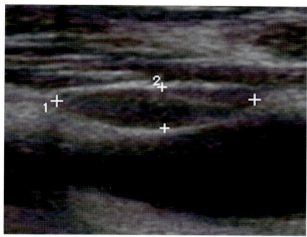

Figura 4.9
Gânglio normal, índice de Steinkamp (L/S) claramente superior a 2.
Ultrassonografia em modo B, corte longitudinal. Visualmente, o grande diâmetro é, claramente, mais de 2 vezes maior que o pequeno: gânglio normal.

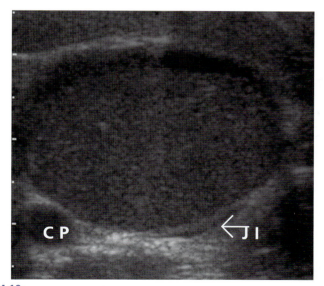

Figura 4.10
Adenopatia com um índice de Steinkamp inferior a 2.
Ultrassonografia em modo B, corte longitudinal. O gânglio é aqui arredondado, não fusiforme.

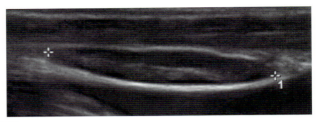

Figura 4.11
Visibilidade do hilo, ultrassonografia em modo B, corte longitudinal.
A visibilidade do hilo é sinônimo de gânglio normal.

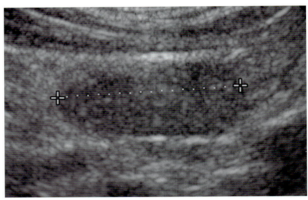

Figura 4.12
Não visibilidade do hilo, ultrassonografia em modo B, corte longitudinal.
A não visibilidade do hilo não é patognomônica das adenopatias: ela está presente em 40% dos gânglios normais.

- a vascularização é central, hilar, no gânglio normal (Fig. 4.13); difusa ou periférica na adenopatia (Fig. 4.14).

Certos sinais remetem muito à metástase de um câncer tireoidiano: gânglio hiperecogênico cujo aspecto lembra o do tecido tireoidiano normal (Fig. 4.15), presença de microcalcificações, presença de imagens císticas (Fig. 4.16).

As microcalcificações remetem muito a uma metástase ganglionar de câncer tireoidiano do tipo *papilar* ou *medular*; as imagens císticas e o gânglio ecogênico remetem ao gânglio papilar.

Podemos distinguir, desse modo, quatro sinais ultrassonográficos significativos de suspeita [19]:

- vascularização não central (periférica ou irregular, anárquica);
- presença de microcalcificações;

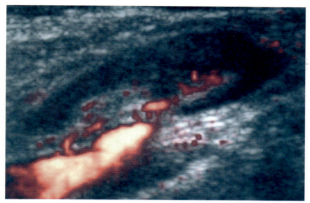

Figura 4.13
Vascularização hilar, eco-Doppler de amplitude, corte longitudinal.
A distribuição central da vascularização tem a mesma significação que a visibilidade do hilo: ela marca o caráter normal do gânglio.

- imagens císticas;
- gânglios hiperecogênicos, cujo aspecto reproduz o de um tecido tireoidiano.

Se um desses sinais estiver presente, uma citopunção com dosagem *in situ* de tireoglobulina deve ser feita (sobretudo, quando se trata de acompanhar o caso de um câncer tireoidiano tratado).

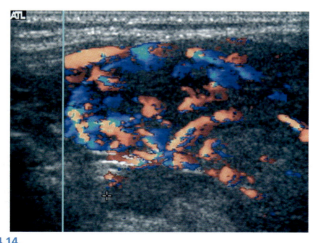

Figura 4.14
Vascularização não central, irregular: eco-Doppler colorido.
A vascularização predomina nas regiões corticais: adenopatia metástica de um carcinoma papilar.

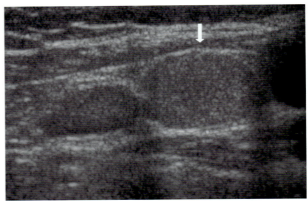

Figura 4.15
Adenopatia hiperecogênica: ultrassonografia em modo B, corte longitudinal.
O gânglio apresenta uma ecoestrutura comparável a um tecido tireoidiano normal (seta branca): metástase de um carcinoma papilar operado.

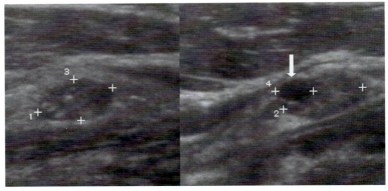

Figura 4.16
Adenopatia com microcalcificações e imagem cística: ultrassonografia em modo B, cortes longitudinal (esquerdo) e transversal (direito).
Na imagem da esquerda, distinguem-se microcalcificações. Na imagem da direita, nota-se uma imagem cística (seta branca): metástase ganglionar de um carcinoma papilar operado.

Sinais ultrassonográficos de forte suspeita de adenopatias cervicais

- Vascularização não central
- Imagens císticas
- Microcalcificações
- Gânglio hiperecogênico

Cânceres **81**

É fundamental localizar as adenopatias de modo preciso, usando a sistematização definida por Robbins [24] e aplicada em imagenologia por Som [31]. Esta é detalhada mais adiante, neste capítulo, na seção sobre o acompanhamento dos cânceres operados.

Aspecto ultrassonográfico e tipo histológico dos cânceres tireoidianos

A ultrassonografia permite destacar, às vezes, o tipo histológico do câncer tireoidiano. Assim, os critérios que indicam suspeita estão, muitas vezes, ausentes no caso do carcinoma vesicular, muito frequentemente presentes nos carcinomas medular e papilar. Os sinais de agressividade com invasão local estão quase sempre presentes no carcinoma anaplásico [7, 34].

Carcinoma medular

O carcinoma medular da tireoide (CMT) se forma a partir das células C que secretam calcitonina. Ele não fixa o radioiodo e não produz tireoglobulina. A metástase aparece precocemente por via ganglionar e seu prognóstico é mais severo. Possui um marcador sérico: a tirocalcitonina.

É tido como familiar em 25% dos casos, entrando no quadro das neoplasias endócrinas múltiplas.

Seu aspecto ultrassonográfico (Fig. 4.17) apresenta algumas características particulares, como evidenciado no estudo de Lee [17], que o camparou ao carcinoma papilar. Além de sua localização mais frequente na metade superior da glân-

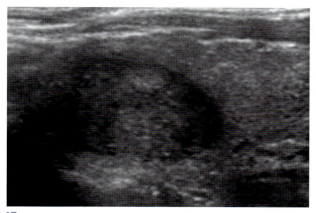

Figura 4.17
Carcinoma medular, corte longitudinal em modo B.
O nódulo é topográfico polar superior. Ele é hipoecogênico e contém microcalcificações.

dula (o que explica a embriologia: as células C são distribuídas, preferencialmente, nesse nível), o CMT se caracteriza por:

- tamanho maior;
- mais imagens císticas (33% *vs.* 4%);
- ecoestrutura mais homogênea (59% *vs.* 31%);
- sem diferença de ecogenicidade, de calcificações.

Lembremos aqui que as microcalcificações não são características dos carcinomas papilares. Para Lee, elas também são frequentes nos carcinomas medulares.

O diagnóstico pré-operatório se baseia na citopunção (associada à dosagem *in situ* de tirocalcitonina, se o diagnóstico for orientado pelo contexto), bem como pela dosagem sistemática, antes de qualquer intervenção cirúrgica da tireoide, da tirocalcitonina sérica (que é o marcador das células C).

Carcinoma vesicular

Esse câncer tireoidiano diferenciado é representado, geralmente, por um nódulo de aspecto ultrassonográfico banal, não ou pouco suspeito (Fig. 4.18). As microcalcificações normalmente estão ausentes, a ecoestrutura é, com frequência, isoecogênica ou pouco hipoecogênica. É difícil de ser diagnosticado pela citopunção, pois as anomalias nucleares estão ausentes, com diferença do câncer papilar (o que torna o diagnóstico citológico deste geralmente fácil). É por isso que o diagnóstico de câncer vesicular normalmente só é feito no exame histológico, diante da constatação de êmbolos vasculares tumorais [27, 28].

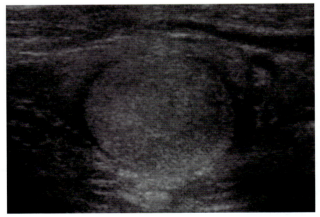

Figura 4.18
Carcinoma vesicular: ultrassonografia em modo B, corte longitudinal.
Volumoso nódulo isoecogênico circundado por um halo completo. O nódulo não apresenta qualquer sinal ultrassonográfico suspeito. Citopunção (realizada em razão do tamanho, superior a 20 mm de grande diâmetro): aspecto folicular nas duas vezes em que foi realizado o ultrassom. Decisão de intervenção: carcinoma vesicular.

Carcinoma anaplásico

Esse câncer indiferenciado é diagnosticado com frequência no estágio de câncer lobar difuso, não nodular. Em alguns casos, porém, ele se traduz por um nódulo que apresenta todas as características ultrassonográficas da malignidade (forte hipoecogenicidade, micro e macrocalcificações, contornos imprecisos ou angulosos, invasão das partes moles) (Fig. 4.19).

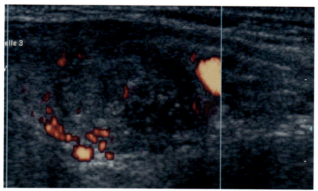

Figura 4.19
Carcinoma anaplásico: eco-Doppler de amplitude, corte longitudinal.
Nódulo parcialmente hipoecogênico, com microcalcificações, fraca vascularização intranodular e invasão das partes moles anteriores. Citopunção: carcinoma anaplásico confirmado na intervenção.

Não se pode prever com certeza o tipo histológico de um câncer de tireoide em função de seu aspecto ultrassonográfico. No entanto, podem-se encontrar, mais frequentemente, características ultrassonográficas em certas formas histológicas:
- as microcalcificações são mais indicativas do carcinoma papilar ou medular;
- os carcinomas vesiculares têm, normalmente, aspecto ultrassonográfico não suspeito (nódulo isoecogênico, sem microcalcificação);
- os carcinomas anaplásicos invadem consideravelmente as partes moles e se estendem normalmente à totalidade do lobo;
- o carcinoma papilar esclerosante difuso (ver mais adiante) se traduz por calcificações difusas a todo o lobo, sem nódulo identificável. Esse aspecto é muito característico e pode levar ao diagnóstico histológico já na ultrassonografia.

Carcinomas difusos

É uma forma rara do câncer tireoidiano, mas que se deve, no entanto, conhecer, pois é enganosa.

Carcinoma papilar esclerosante difuso

Trata-se de uma variante do carcinoma papilar que se caracteriza, na histologia, por uma reação fibrosa e linfocitária em torno do tumor.

Ele atinge, preferencialmente, o indivíduo jovem e representaria quase 10% dos cânceres da criança. Estende-se a todo um lobo tireoidiano sem que seja detectado nódulo. As microcalcificações muito numerosas e difusas por todo o lobo são bastante sugestivas e muito características (Fig. 4.20).

Vem acompanhado, imediatamente, de metástases ganglionares (aspecto a ser procurado na ultrassonografia) e, às vezes, pulmonares. A presença de anticorpos antitireoidianos circulantes pode fazer com que seja tomado, de maneira equivocada, por uma tireoidite linfocítica. Porém, o dano unilateral é raro, nesse caso, e o aspecto suspeito dos gânglios satélites deve levar ao diagnóstico e à realização das citopunções ecoguiadas repetidas do lobo.

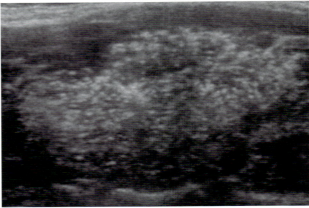

Figura 4.20
Carcinoma esclerosante difuso: ultrassonografia em modo B, corte longitudinal. A constatação de microcalcificações difusas em todo o lobo levou ao diagnóstico histológico já na ultrassonografia. A citopunção repetida do lobo e a histologia confirmaram o diagnóstico.

Linfoma

O linfoma tireoidiano primitivo representa, aproximadamente, 5% de todos os linfomas e 5% dos tumores malignos tireoidianos. Ele se desenvolve, mais frequentemente, em lesões de tireoidite crônica linfocítica preexistentes. Embora a inci-

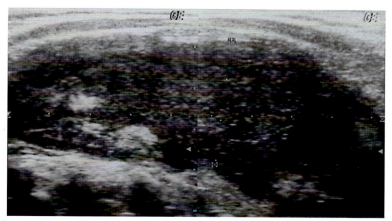

Figura 4.21
Linfoma tireoidiano em doença de Hashimoto, ultrassonografia em modo B, corte longitudinal.
O aspecto ultrassonográfico não é específico, mas o aumento de volume doloroso da tireoide levou à realização das citopunções bilaterais repetidas que possibilitaram o diagnóstico.

dência do linfoma aumente intensamente em caso de doença de Hashimoto (mais de 60 vezes), o linfoma só acomete menos de 5% das doenças de Hashimoto [25].

Atingindo, sobretudo, a mulher de 60 anos, ele é mais frequentemente nodular do que difuso. No plano clínico, as dores muitas vezes estão presentes. Uma doença de Hashimoto antiga, conhecida, que aumenta de volume e se torna dolorosa deve servir de alerta e levar à realização de uma citopunção.

Na ultrassonografia, os aspectos não são específicos: glândula hipoecogênica de forma difusa, heterogênea (Fig. 4.21). As adenopatias são numerosas, mas normalmente presentes nas doenças de Hashimoto simples. Deve-se aproveitar o aumento de volume rápido e o caráter doloroso para realizar uma citopunção que fornecerá, então, o diagnóstico.

Câncer anaplásico

Ele aparece por degenerescência de um nódulo tireoidiano, frequentemente no centro de um bócio multinodular antigo em um indivíduo idoso. Ele representa 25% dos casos de câncer no indivíduo com mais de 75 anos.

Considerando sua evolução brutal e seu caráter muito invasivo, normalmente é diagnosticado no estágio de câncer estendido a todo um lobo (ou mesmo aos dois) (Fig. 4.22).

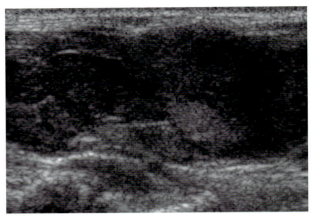

Figura 4.22
Carcinoma anaplásico: corte longitudinal em modo B mostrando a invasão em massa de todo o lobo tireoidiano com invasão maciça das partes moles.

Tratamentos

Câncer diferenciado

O tratamento para o câncer diferenciado baseia-se na cirurgia associada a um tratamento complementar à base de iodo radioativo (IRA).

O tratamento cirúrgico consiste em uma tireoidectomia total com ressecção ganglionar central (cadeias recorrenciais e cervical transversa) e lateral, conforme a necessidade. A qualidade da ressecção ganglionar condiciona, em grande parte, o diagnóstico. Uma ultrassonografia ganglionar pré-operatória é cada vez mais frequentemente solicitada pelas equipes, e sua utilidade foi validada pelas diversas palestras em âmbito francês, europeu e norte-americano [11, 19, 22]. Sua principal vantagem é determinar a eventual existência de gânglios suspeitos nos compartimentos laterais, o que levará à indicação de uma ressecção lateral associada.

O tratamento isotópico (ou totalização isotópica) é feito com iodo 131, com dose "ablativa" (de 1 a 3,7 GBq), e permite obter uma destruição de eventuais remanescentes tireoidianos normais e de eventuais resquícios tumorais cervicais ou metastáticos. Além disso, faz-se uma cintilografia do corpo inteiro de excelente qualidade que permite buscar eventuais metástases extracervicais [19, 28].

O desaparecimento de qualquer tecido tireoidiano possibilita a observação pela dosagem sérica da tireoglobulina (marcador específico do tecido tireoidiano) [27].

Tabela 4.II
Classificação pTNM 2002

T	pT1		Tumor: < 2 cm
	pT2		Tumor: 2-4 cm
	pT3		Tumor > 4 cm ou invasão extratireoidiana mínima (músculo e tecido adiposo peritireoidiano)
	pT4	pT4a	Invasão macroscópica: tecido adiposo, laringe, traqueia, esôfago, nervo laríngeo
		pT4b	Invasão da fáscia pré-vertebral, das carótidas, dos vasos do mediastino
N	pN1a		Proliferação ganglionar do nível VI (gânglios pré-traqueais, paratraqueais, pré-laríngeos)
	pN1b		Outras proliferações ganglionares (laterocervical e/ou mediastino)
M	M0		Ausência de metástase a distância
	M1		Presença de metástase a distância
R	Rx		Resíduo tumoral desconhecido
	R0		Sem resíduo tumoral
	R1		Resíduo tumoral microscópico
	R2		Resíduo tumoral macroscópico

Define-se, assim, um grupo de pacientes de baixo risco que poderá beneficiar-se de uma observação mais espaçada, pois o risco de recaída é inferior a 0,5% [22].

A classificação dos pacientes depende, em grande parte, da classificação TNM (Tabela 4.II). Ela também leva em conta a histologia.

Os grupos de risco são apresentados na Tabela 4.III.

Tabela 4.III
Grupos de risco com base na classificação TNM

Nível de risco muito baixo	Microcarcinomas unifocais intratireoidianos
Nível de risco baixo	T1-T2/N0/M0, papilares e vesiculares bem diferenciados
Nível de risco alto	T3-T4, qualquer T-N, qualquer T-todo N-M+, qualquer histologia desfavorável

Esse quadro será refinado pelos resultados da primeira avaliação pós-terapêutica, 3 a 6 meses após a cirurgia. Essa avaliação compreende uma cintilografia de corpo inteiro com dose terapêutica, quando do uso de IRA, uma dosagem da tiroglobulinemia após interrupção do medicamento ou com TSH recombinado (*Thyrogen*) e uma ultrassonografia cervical.

Essa ultrassonografia tem importância primordial, portanto, no tratamento desses pacientes. Isso implica que sua qualidade deve ser irretocável. Com efeito, trata-se de um exame particular, que exige uma aprendizagem de sua técnica e da sintomatologia do pescoço operado, bem como do conhecimento da patologia do câncer de tireoide. O ultrassonografista deve ter consciência das consequências de suas constatações. O domínio dos aspectos ultrassonográficos normais deve dispensar os exames inúteis e que provocam ansiedade nos pacientes.

As modalidades desse acompanhamento pós-terápico foram apresentadas nas recomendações publicadas [19].

Na primeira ultrassonografia, realizada entre 3 e 6 meses após a cirurgia, deve-se medir as eventuais sequelas tireoidianas e indicar, em um esquema padronizado, as imagens anormais visualizadas (os gânglios considerados normais podem ser omitidos).

A localização ganglionar deve ser realizada a partir de um esquema do qual propomos uma nova versão, distinta daquele de Robbins [24] (a tireoide não está mais no lugar) e de Som [31] (utilizamos referências ultrassonográficas e não imagens em corte).

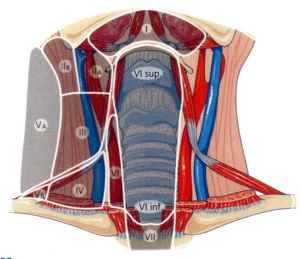

Figura 4.23
Localização ultrassonográfica dos gânglios cervicais após tireoidectomia total (com setorização representada no setor direito).
Esquema proposto por Monpeyssen
Grupo de trabalho: Monpeyssen, Tramalloni, Russ, Poirée, Ménégaux, Leenhardt, 2012.

Os gânglios do pescoço são divididos em três compartimentos: central (entre os dois eixos carótidos), lateral direito (fora da carótida comum direita) e lateral esquerdo (fora da carótida comum esquerda). Cada compartimento é dividido em setores designados por algarismos romanos:

- Compartimento central:
  - setor I: acima do osso hioide;
  - setor VI superior: entre o osso hioide e a posição do istmo tireoidiano;
  - setor VI inferior: estendido horizontalmente acima do tronco venoso braquiocefálico;
  - setores VI direito e esquerdo: a totalidade do trajeto dos nervos recorrentes na cavidade tireoidiana.
- Compartimentos laterais: cada um deles é dividido em:
  - setor II: acima da bifurcação carotídea. Esse setor é subdividido em IIA, dentro do eixo jugular; e em IIB, do lado de fora;
  - setor III: abaixo da bifurcação e acima do cruzamento do músculo omo-hióideo e da jugular interna;
  - setor IV: abaixo desse cruzamento;
  - setor V: do lado de fora da borda externa do músculo esternocleidomastóideo. Esse setor é subdividido em VA, à altura do setor III; e em VB, à altura do setor IV.

Os gânglios suspeitos serão puncionados na ultrassonografia com dosagem de tireoglobulina no produto de punção [21] (Fig. 4.24).

Os critérios que norteiam a suspeita na ultrassonografia estão reunidos na Tabela 4.IV.

O ultrassom passou para o primeiro lugar em termos de exames por imagens, ficando à frente da cintilografia. As modalidades do tratamento do câncer de tireoide diferenciado, conforme os consensos europeu [22] e francês [19], estão reproduzidas na Figura 4.25.

A cada consulta, o mesmo esquema será retomado e, eventualmente, completado. Serão apontados ali os nódulos do leito tireoidiano após tireoidectomia (Fig. 4.26) ou as adenopatias (Fig. 4.27) para puncioná-los. Pode-se recorrer agora a uma marcação com carvão coloidal, quando o procedimento for ecoguiado, para facilitar a identificação pré-operatória das anomalias detectadas no ultrassom.

Câncer medular

O tratamento é cirúrgico: tireoidectomia total com ressecção jugulocarotídea estendida, uni ou bilateral.

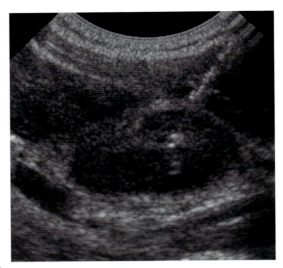

Figura 4.24
Citopunção ecoguiada de uma adenopatia.
A dosagem *in situ* da tireoglobulina do líquido de lavagem da agulha de punção melhora a eficácia diagnóstica que se aproxima dos 100%.

Tabela 4.IV
Critérios que indicam suspeita no exame de ultrassom após cirurgia

Leito tireoidiano	Gânglios linfáticos	
Massa: • sólida, hipoecogênica ou mista • e/ou hipervascularizada • e/ou com formações císticas • e/ou com microcalcificações	Critérios fortes	• Microcalcificações • E/ou imagens císticas • E/ou vascularização periférica e/ou mista (periférica e interna anárquica) (exceto em caso de contexto infeccioso comprovado) • Gânglio ecogênico, parecendo um tecido tireoidiano
	Critérios fracos	• Menor eixo ≥ 8 mm • E L/S < 2 • E hilo não visível
	Critérios de não punção	• Ausência de qualquer sinal de suspeita forte • E hilo visível • E/ou vascularização central • E/ou em caso de cirurgia não indicada

Cânceres **91**

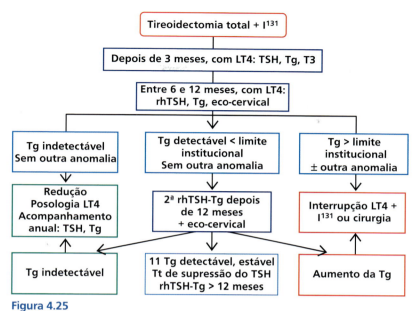

Figura 4.25
Acompanhamento dos cânceres tireoidianos diferenciados tratados de acordo com as determinações europeias.
LT4: forma livre da tetraiodotironina; TSH: *Thyroid Stimulation Hormone*; Tg: tireoglobulina; T3: tri-iodotironina; rhTSH: TSH recombinante humano; Tt: terapia.

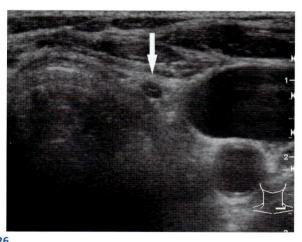

Figura 4.26
Nódulo de cavidade: ultrassonografia em modo B, corte transversal.
Pequeno nódulo hipoecogênico da cavidade tireoidiana direita descoberto durante o tratamento de um câncer papilar. A citopunção mostrou que se tratava de uma recidiva do câncer papilar.

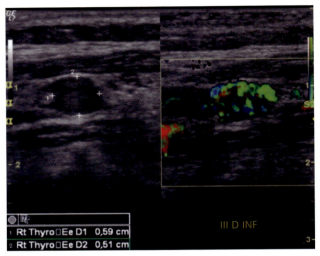

Figura 4.27
Recidiva ganglionar: ultrassonografia em modo B e Doppler de amplitude (ou *power doppler*).
Pequena metástase ganglionar do setor lateral direito III de um câncer papilar. A adenopatia não é estruturada; ela é arredondada e apresenta vascularização difusa, anárquica. O diagnóstico foi confirmado pela punção e pela dosagem *in situ* de Tg.

A observação consiste, sobretudo, na dosagem da tirocalcitonina sérica, do antígeno carcinoembrionário (CEA) e, complementarmente, na ultrassonografia cervical.

Nas formas familiares, alguns autores propõem tireoidectomia total preventiva em todas as crianças portadoras da mutação [9].

Câncer indiferenciado

O câncer indiferenciado ou anaplásico apresenta uma evolução muito rápida, e seu prognóstico é muito desanimador (média de vida inferior a 1 ano).

Ele não fixa o radioiodo, e seu tratamento consiste em cirurgia (difícil, considerando a invasão local), radioterapia externa e quimioterapia [18].

Caso particular: microcarcinoma

Definido de acordo com a OMS como um tumor inferior ou igual a 1 cm de grande diâmetro, o microcarcinoma se caracteriza por uma evolução por muito tempo oculta, o que explica que ele seja descoberto geralmente de modo fortuito na histologia de uma peça operatória ou na ultrassonografia tireoidiana ou cervical não tireoidiana.

Sua incidência varia muito de um país para outro nas séries autópticas (até 36% na Finlândia) [20] e entre 10 e 15% na França [4]. Atualmente, mais de 40% dos cânceres tireoidianos operados na França são microcarcinomas com menos de 10 mm de diâmetro.

Trata-se, em mais de 95% dos casos, de cânceres papilares. Não parece haver preponderância, nesse caso, feminina. Esse câncer é disseminado muito rapidamente por via linfática, sendo alguns revelados por uma metástase ganglionar.

Seu prognóstico é excelente, pois não modifica a taxa de sobrevida (aliás, é o que ocorre com os tumores diferenciados tireoidianos com menos de 1,5 cm).

Essas características explicam o tratamento atualmente proposto por algumas equipes médicas: simples loboistmectomia, sem totalização cirúrgica em caso de descoberta em uma peça de lobectomia. A ressecção ganglionar é discutida. Ela será obrigatória em caso de adenopatia significativa [4].

O risco de recidiva (local ou locorregional quase exclusivamente) é de 1,4 a 6% na ausência de extensão ganglionar. Esse risco chega a 18%, se um gânglio for invadido.

A observação desses pacientes apoia-se, consideravelmente, na ultrassonografia, não sendo importante a dosagem da tireoglobulina, uma vez que a cirurgia é parcial.

A ultrassonografia deve estudar o local da lobectomia, mantendo-se o lobo com a caracterização nodular ultrassonográfica e as cadeias ganglionares. O diagnóstico de recidiva ganglionar é muito ajudado pela dosagem de tireoglobulina *in situ* na punção de qualquer gânglio suspeito na ultrassonografia [19].

O tratamento do câncer de tireoide associa, mais frequentemente, a cirurgia e o tratamento radiometabólico.
A cirurgia consiste, normalmente, em uma tireoidectomia total com ressecção central (sistemática ou não) e lateral, se necessário.

Referências bibliográficas

1. Adibelli ZH et al. Differentiation of benign and malignant cervical lymph nodes: value of B-mode and color Doppler sonography. Eur J Radiol 1998;28:230-4.
2. (ANDEM) Anpldélém. La prise en charge diagnostique du nodule thyroïdien. Recommandations pour la pratique clinique. Norbert Attali 1995.
3. Argalia G et al. [Echo Doppler in the characterization of thyroid nodular disease]. Radiol Med (Torino) 1995;89:651-7.
4. Baudin E. La glande thyroïde: Microcancers thyroidiens. In: Wémeau J, ed. La thyroïde. 2e ed. Paris: Editions médicales et scientifiques Elsevier; 2001. p. 490-491.
5. Becker D et al. [Color doppler ultrasonographic detection of focal thyroid nodules]. Ultraschall Med 1999;20: 41-6.
6. Benzel W et al. [Color Doppler ultrasound studies of benign and malignant lymph nodes]. Hno 1996;44:666-71.
7. Chan BK et al. Common and uncommon sonographic features of papillary thyroid carcinoma. J Ultrasound Med 2003;22:1083-90.

8. Chikui T et al. Multivariate feature analysis of sonographic findings of metastatic cervical lymph nodes: contribution of blood flow features revealed by power Doppler sonography for predicting metastasis. AJNR Am J Neuroradiol 2000;21:561-7.
9. Dralle H et al. Prophylactic thyroidectomy in 75 children and adolescents with hereditary medullary thyroid carcinoma: German and Austrian experience. World J Surg 1998;22:744-50. discussion 750-1.
10. Franc B. Classification des cancers thyroidiens. In: Leclère JOJ, Rousset B, Schlienger JL, Wémeau JL, eds. La thyroïde. Paris: Elsevier;001. p. 466-475.
11. Frates MC et al. Management of thyroid nodules detected at US: Society of Radiologists in Ultrasound consensus conference statement. Radiology 2005;237:794-800.
12. Giammanco M et al. Role of color flow Doppler sonography in pre-operative diagnostics of the thyroid pathology. Minerva Endocrinol 2002;27:1-10.
13. Horvath E et al. An ultrasonogram reporting system for thyroid nodules stratifying cancer risk for clinical management. JCEM 2009;90:1748-51.
14. Khoo ML et al. Thyroid calcification and its association with thyroid carcinoma. Head Neck 2002;24:651-5.
15. Kim EK et al. New sonographic criteria for recommending fine-needle aspiration biopsy of nonpalpable solid nodules of the thyroid. AJR Am J Roentgenol 2002;178:687-91.
16. Kwak JY et al. Extrathyroid Extension of Well-Differentiated Papillary Thyroid Microcarcinoma on US. Thyroid 2008;18:609-14.
17. Lee S et al. Medullary thyroid carcinoma: comparison with papillary thyroid carcinoma and application of current sonographic criteria. AJR Am J Roentgenol 2010;194:1090-4.
18. Leenhardt L. Cancers de la thyroïde. In: EMC Endocrinologie. Paris: Elsevier; 2005. p. 10-08-A-50, 1-27.
19. Leenhardt L et al. Guide de bonnes pratiques pour l'usage de l'échographie cervicale et des techniques échoguidées dans la prise en charge des cancers thyroidiens différenciés de souche vésiculaire. Ann Endocrinol 2011;72. H1-26.
20. Mortensen J et al. Gross and microscopic findings in clinically normal thyroid glands. J Clin Endocrinol Metab 1955;15:1270-80.
21. Pacini F, et al. Detection of thyroglobulin in fine needle aspirates of nonthyroidal neck masses: a clue to the diagnosis of metastatic differentiated thyroid cancer. J Clin Endocrinol Metab 1992;74:1401-4.
22. Pacini F et al. European consensus for the management of patients with differentiated thyroid carcinoma of the follicular epithelium. Eur J Endocrinol 2006;154:787-803.
23. Papini E et al. Risk of malignancy in nonpalpable thyroid nodules: predictive value of ultrasound and color-Doppler features. J Clin Endocrinol Metab 2002;87:1941-6.
24. Robbins KT et al. Consensus statement on the classification and terminology of neck dissection. Arch Otolaryngol Head Neck Surg 2008;134:536-8.
25. Rohmer V. Lymphomes thyroïdiens. In: Leclère J, Rousset B, Schlienger JL, Wémeau JL, eds. La thyroïde. Paris: Elsevier; 2001. p. 481-484.
26. Russ G et al. Le système TI-RADS en échographie thyroïdienne. J Radiol 2011;92:701-13.
27. Schlumberger M, Paccini F. Tumeurs de la thyroïde. Paris: Nucleon; 1997.
28. Schlumberger M. Cancer papillaire et vésiculaire de la thyroïde. In: Wémeau J, ed. La thyroïde. Paris: Editions médicales et scientifiques Elsevier; 2001. p. 475-479.

29. Solbiati L et al. Ultrasound of thyroid, parathyroid glands and neck lymph nodes. Eur Radiol 2001;11:2411-24.
30. Steinkamp HJ et al. Differential diagnosis of lymph node lesions: a semiquantitative approach with colour Doppler ultrasound. Br J Radiol 1998;71:828-33.
31. Som PM et al. An imaging-based classification for the cervical nodes designed as an adjunct to recent clinically based nodal classifications. Arch Otolaryngol Head Neck Surg 1999;125:388-96.
32. Tramalloni J, Monpeyssen H. Échographie de la thyroïde. In: Encycl Med Chir. Paris; 2003. p. 17.
33. Wemeau JL et al. Guidelines of the French society of endocrinology for the management of thyroid nodules. Annales d'Endocrinologie 2011;72:251-81.
34. Yuan WH et al. Gray-scale and color Doppler ultrasonographic manifestations of papillary thyroid carcinoma: analysis of 51 cases. Clin Imaging 2006;30:394-401.

5 Tireoidites

A hipoecogenicidade é a característica ultrassonográfica comum a essas diversas afecções reunidas sob o termo de tireoidites. Suas etiologias e sintomatologias são, por outro lado, bem diferentes.

Descreveremos por ordem de frequência decrescente:

- as tireoidites linfocíticas (antiga denominação: tireoidite crônica);
- a tireoidite subaguda;
- a tireoidite aguda;
- a tireoidite fibrosa.

Tireoidites linfocíticas

Essas afecções, relacionadas com perturbações imunitárias de forma variável, apresentam-se ou de uma forma crônica (doença de Hashimoto) ou de uma forma subaguda (tireoidite silenciosa e tireoidite do pós-parto). Além da origem imunitária, elas têm em comum perturbações hormonais normalmente de modo bifásico. Serão, dessa forma, apresentadas no Capítulo 6 sobre "Distireoidismos".

Tireoidite subaguda de De Quervain-Crile ou tireoidite granulomatosa

Clínica e biologia [12]

Normalmente sazonal (outono e primavera), a tireoidite subaguda (TSA) ou doença de De Quervain é uma doença que se desenvolve em um contexto viral (episódio rinofaríngeo banal). Ela não é imunizante (mas raramente recidiva).

A dor domina o quadro clínico, irradiando da região tireoidiana para as orelhas.

O bócio é moderado e inconstante. Em um quadro astênico e comumente febril, a tireoide fica espontaneamente dolorosa, uma dor que é acentuada quando palpada.

Os sintomas biológicos de inflamação são quase constantes.
O hipertireoidismo é comum no estágio inicial.
Um hipotireoidismo sequelar às vezes é descrito.

Ultrassonografia [9]

Como a palpação é feita previamente, o exame ultrassonográfico é desconfortável para o paciente em razão da dor, e deve, por isso, ser tão rápido e delicado quanto possível, não deixando de ser completo. Distinguem-se dois aspectos ultrassonográficos diferentes conforme o estágio evolutivo.

Fase inicial

A hipertrofia parenquimatosa é variável, geralmente moderada (Fig. 5.1).

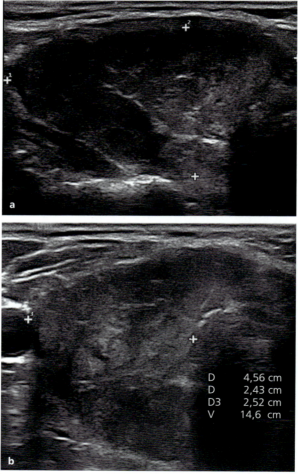

Figura 5.1
Tireoidite subaguda.
Hipertrofia moderada do lobo direito: cortes longitudinal (a) e transversal (b).

Tireoidites **99**

A ausência de hipertrofia inicial pressupõe um hipotireoidisimo secundário [5].

O parênquima é heterogêneo. A hipoecogenicidade atinge, tradicionalmente, mais de 75% da glândula, sendo as regiões apicais externas atingidas mais frequentemente (Fig. 5.2).

Os limites com o parênquima sadio são imprecisos (aspecto em "mancha de vela") (Fig. 5.3). As zonas mais inflamatórias às vezes são anecogênicas.

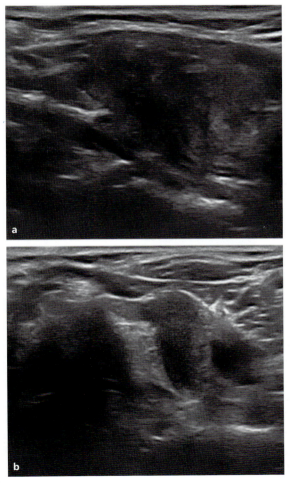

Figura 5.2
TSA: ultrassonografia em modo B.
Corte longitudinal (a) e transversal (b) do lobo direito.

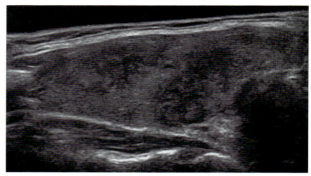

Figura 5.3
TSA: ultrassonografia em modo B.
Corte longitudinal do lobo direito: aspecto em "mancha de vela".

O desconhecimento do fenômeno inflamatório pode levar à descrição dos nódulos. Se a punção for realizada, sua interpretação será difícil [3, 22].

Em eco-Doppler colorido, as zonas hipoecogênicas são mais frequentemente pouco vascularizadas (Fig. 5.4), ou mesmo avasculares [8], e as velocidades circulatórias registradas nas artérias aferentes não estão aceleradas [13] (Fig. 5.5).

A duração significativa nas zonas inflamatórias foi observada em elastografia [16] (Fig. 5.6).

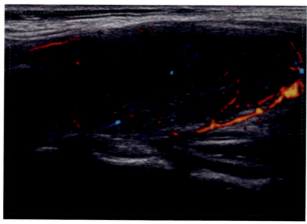

Figura 5.4
TSA em estágio inicial: eco-Doppler colorido.
Corte longitudinal do lobo direito: zonas hipoecogênicas pouco vascularizadas.

Tireoidites 101

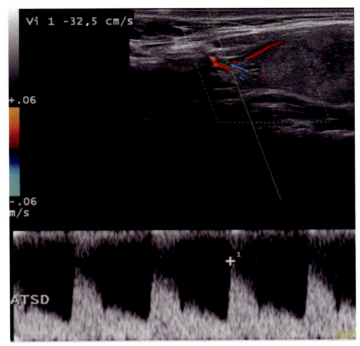

Figura 5.5
TSA em estágio inicial: eco-Doppler pulsado.
Velocidades circulatórias não aceleradas.

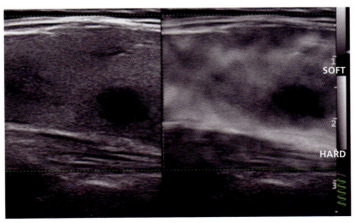

Figura 5.6
TSA, forma focal: elastografia de tensão *(strain slastography)*.
Dureza da zona inflamatória.

A duração dessa primeira fase varia em função da intensidade do dano e dos tratamentos realizados [20].

Fase de recuperação

A ecogenicidade vai se normalizando progressivamente (Fig. 5.7). O parênquima pode permanecer heterogêneo por muito tempo depois de sedação dos fenômenos dolorosos e gerais (até 1 ano).

As zonas de tireoidite vão recuperar uma vascularização normal, ou mesmo intensa (Fig. 5.8).

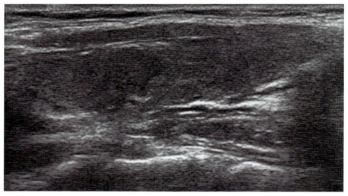

Figura 5.7
TSA, fase de recuperação: ultrassonografia em modo B.
Corte longitudinal do lobo direito.

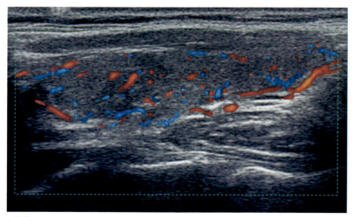

Figura 5.8
TSA, fase de recuperação: ultrassonografia em Doppler colorido.
Corte longitudinal do lobo direito.

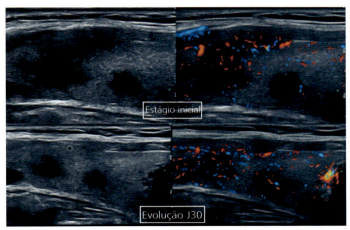

Figura 5.9
TSA, forma focal: evolução em modo B e em Doppler colorido.

Formas clínicas

- Tireoidite focal: zona inflamatória circunscrita, dolorosa (Fig. 5.9).
- Tireoidite de báscula: fase inicial em um dos lobos, sendo que o segundo se torna inflamatório durante a fase de recuperação do primeiro.
- Tireoidite com recidiva: a frequência de recidiva é muito variável, de acordo com as publicações [2, 11]
- Evolução para o hipotireoidismo: bastante frequente quando a hipertrofia parenquimatosa inicial está ausente [5] (Fig. 5.10).

Tireoidites agudas

Trata-se de um abscesso tireoidiano cuja forma supurada se tornou excepcional desde a era dos antibióticos. No entanto, pode ser encontrada, ainda, em algumas situações:

- fístulas com o sino piriforme (forma pediátrica) [21];
- origem hematogênica (sepse) [17];
- pós-punção ou citopunção [10, 11].

O agente causal é bacteriano, viral, micósico ou parasitário [19]. A imunodeficiência é um fator de predisposição importante.

O quadro clínico é dominado pela dor local, os sinais infecciosos e a alteração do estado geral. A passagem da sonda é extremamente dolorosa.

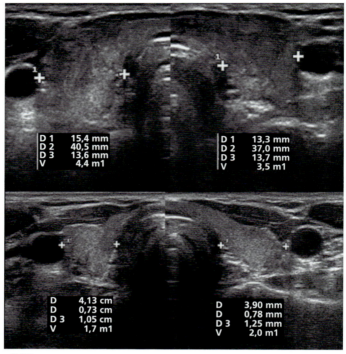

Figura 5.10
TSA, forma evolutiva.
Evolução atrófica de uma glândula não hipertrofiada inicialmente.

Em fase pré-supurativa

O aspecto ultrassonográfico é aquele de uma tireoidite subaguda [1].

Em fase de coleção

A zona abscedada é muito hipoecogênica, heterogênea, com limites imprecisos. Os artefatos em "cauda de cometa" revelam a espessura do pus. O parênquima em torno do abscesso é heterogêneo (Fig. 5.11).

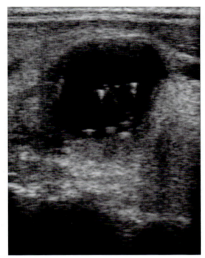

Figura 5.11
Tireoidite aguda no estágio de coleção: ultrassonografia em modo B.
Corte longitudinal da base do lobo direito.

Evolução

Assiste-se, normalmente, a uma restituição *ad integrum* do parênquima tireoidiano após drenagem (por punção com agulha, na maioria dos casos) e antibioterapia adequada (Fig. 5.12).

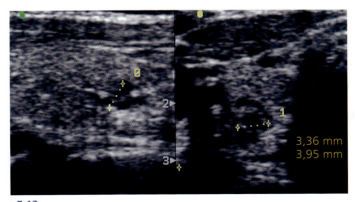

Figura 5.12
Evolução de uma tireoidite aguda: ultrassonografia em modo B.
Corte longitudinal da base do lobo direito: no 6º mês, resta apenas uma pequena cicatriz.

Tireoidite fibrosa de Riedel

É uma afecção muito rara, que atinge preferencialmente a mulher de meia-idade e se apresenta como uma zona inflamatória extensiva, cobrindo o eixo carótido e a traqueia. Ela pode evoluir isoladamente ou associada a outras fibroses extensivas (fibrose retroperitoneal [6], por exemplo). É sensível à corticoterapia.

A ultrassonografia revela zonas muito hipoecogênicas e heterogêneas (Fig. 5.13) com presença de adenopatias (Fig. 5.14). Essas zonas são pouco vascularizadas (Fig. 5.14).

A contribuição da elastografia será, certamente, valorizada. Um estudo recente, realizado com tensão de cisalhamento e combinado com a TEP, mostra uma dureza singular nas regiões em questão [18] (Fig. 5.15).

O caráter de invasão nas estruturas adjacentes é absolutamente sugestivo [15].

Esse aspecto pode orientar para um câncer anaplásico, mas a idade de acometimento das duas afecções é muito diferente. O aspecto citológico não é específico e nem sempre permite eliminar um câncer. Para alguns autores, somente a histologia possibilita um diagnóstico seguro [7, 14].

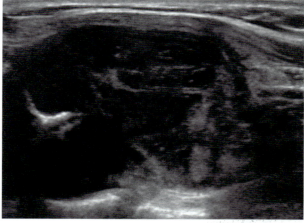

Figura 5.13
Tireoidite de Riedel: ultrassonografia em modo B.
Ápice do lobo esquerdo.

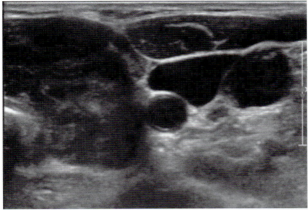

Figura 5.14
Tireoidite de Riedel: aspecto do ápice em transversal com presença de adenopatia do território nível III à esquerda.

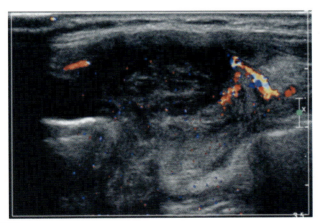

Figura 5.15
Tireoidite de Riedel: aspecto em eco-Doppler colorido.

Referências bibliográficas

1. Ahuja AT *et al.* The role of ultrasound and oesophagography in the management of acute suppurative thyroiditis in children associated with congenital pyriform fossa sinus. Clin Radiol 1998;53:209-11.
2. Benbassat CA *et al.* Subacute thyroiditis: clinical characteristics and treatment outcome in fifty-six consecutive patients diagnosed between 1999 and 2005.
J Endocrinol Invest 2007;30:631-5.

3. Chang TC et al. Three-dimensional cytomorphology in fine needle aspiration biopsy of subacute thyroiditis. Acta Cytol 2004;48:155-60.
4. Chen HW et al. Secondary infection and ischemic necrosis after fine needle aspiration for a painful papillary thyroid carcinoma: a case report. Acta Cytol 2006;50:217-20.
5. Cordray JP et al. [Frequency of hypothyroidism after De Quervain thyroiditis and contribution of ultrasonographic thyroid volume measurement]. Ann Med Interne (Paris) 2001;152:84-8.
6. Egsgaard Nielsen V et al. A rare case of orbital involvement in Riedel's thyroiditis. J Endocrinol Invest 2003;26:1032-6.
7. Harigopal M et al. Fine-needle aspiration of Riedel's disease: report of a case and review of the literature. Diagn Cytopathol 2004;30:193-7.
8. Hiromatsu Y et al. Color Doppler ultrasonography in patients with subacute thyroiditis. Thyroid 1999;9:1189-93.
9. Kunz A et al. De Quervain's subacute thyroiditis – colour Doppler sonography findings. Ultraschall Med 2005;26:102-6.
10. Nishihara E et al. Acute suppurative thyroiditis after fine-needle aspiration causing thyrotoxicosis. Thyroid 2005;15:1183-7.
11. Nishihara E et al. Clinical characteristics of 852 patients with subacute thyroiditis before treatment. Intern Med 2008;47:725-9.
12. Omori N et al. Association of the ultrasonographic findings of subacute thyroiditis with thyroid pain and laboratory findings. Endocr J 2008;55:583-8.
13. Ota H et al. Quantitative measurement of thyroid blood flow for differentiation of painless thyroiditis from Graves' disease. Clin Endocrinol (Oxf) 2007;67:41-5.
14. Papi G, LiVolsi VA. Current concepts on Riedel thyroiditis. Am J Clin Pathol 2004;121 Suppl:S50-63.
15. Perez Fontan FJ et al. Riedel thyroiditis: US, CT, and MR evaluation. J Comput Assist Tomogr 1993;17:324-5.
16. Ruchala M et al. Sonoelastography in de Quervain thyroiditis. J Clin Endocrinol Metab 2011;96:289-90.
17. Sicilia V, Mezitis S. A case of acute suppurative thyroiditis complicated by thyrotoxicosis. J Endocrinol Invest 2006;29:997-1000.
18. Slman R et al. Ultrasound, Elastography and FDG-PET/CT imaging in Riedel's thyroiditis: report of two cases. Thyroid 2011;21:799-804.
19. Su DH, Huang TS. Acute suppurative thyroiditis caused by Salmonella typhimurium: a case report and review of the literature. Thyroid 2002;12:1023-7.
20. Vulpoi C et al. [Contribution of ultrasonography in the evaluation of subacute thyroiditis]. Rev Med Chir Soc Med Nat Iasi 2001;105:749-55.
21. Yamada H et al. Nine cases of piriform sinus fistula with acute suppurative thyroiditis. Auris Nasus Larynx 2002;29:361-5.
22. Zacharia TT et al. Gray-scale and color Doppler sonographic findings in a case of subacute granulomatous thyroiditis mimicking thyroid carcinoma. J Clin Ultrasound 2002;30:442-4.

6 Distireoidismos

Os distireoidismos reúnem todas as afecções caracterizadas por uma secreção inapropriada de hormônios tireoidianos que resultam ou em hipertireoidismo (hipersecreção) ou em hipotireoidismo (insuficiência de secreção). A fisiologia da secreção dos HTs foi estudada no Capítulo 1.

Os distireiodismos são descritos em cinco famílias nosológicas:

- as tireopatias autoimunes;
- as tireoidites;
- as síndromes de autonomização;
- as doenças iatrogênicas;
- outras formas.

Em cada uma delas, as fases de hiper ou de hipotireoidismo podem alternar com o eutireoidismo. Preferimos descrever, desse modo, os distireoidismos em razão de sua origem.

Uma relação das causas de hiper e de hipotireoidismo é apresentada ao final do capítulo (Tabela 6.I).

Modificações ultrassonográficas relacionadas com distireoidismo

Mecanismos

Dependem da origem da afecção:

- uma inflamação (com ou sem destruição);
- um problema das vias de síntese hormonal (presença de anticorpos, patologias iatrogênicas etc.);
- um distúrbio da ativação dos receptores;
- uma variação do transportador do iodo.

Manifestações no ultrassom

Em modo B

Variações de volume da glândula

Identificam-se atrofias ou hipertrofias.

Hipoecogenicidade das zonas inflamatórias

É o reflexo da inflamação. É avaliada, objetivamente, pelo *gradiente musculoparenquimatoso*: o parênquima tireoidiano normal é sempre mais ecogênico do que os músculos pré-tireoidianos tomados como referência de ecogenicidade (Fig. 6.1). A anulação, ou mesmo a inversão desse gradiente, é sempre patológica. Pode-se quantificar esse gradiente em três categorias:

- grau 1: o parênquima é mais ecogênico do que os músculos, porém, menos ecogênico do que um parênquima normal;
- grau 2: o parênquima tireoidiano é isoecogênico aos músculos (Fig. 6.2);
- grau 3: o parênquima é menos ecogênico do que os músculos, o gradiente é invertido.

O valor prognóstico positivo do grau 3 para a detecção dos tireoidismos autoimunes é de 95%, aproximadamente.

Em caso de dúvidas, propusemos a comparação com a tireoide do operador (se esta não for patológica). Esse dado nos parece mais confiável do que a comparação com a ecogenicidade das glândulas submaxilares do paciente, sendo esta sujeita a variações.

Hiperecogenicidade da fibrose septal

Com a evolução da afecção, a fibrose acaba se instalando nos septos interlobulares, que vão parecer muito ecogênicos se comparados aos lóbulos hipoecogênicos (Fig. 6.3).

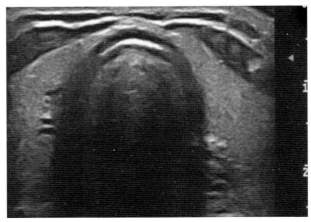

Figura 6.1
Gradiente musculoparenquimatoso normal.

Distireoidismos **111**

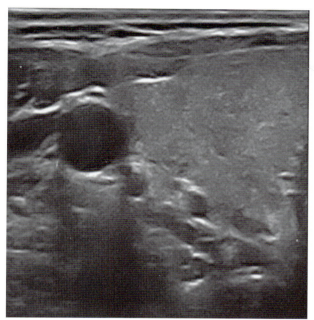

Figura 6.2
Hipoecogenicidade de grau 1.

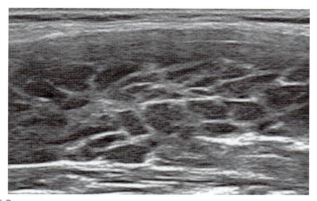

Figura 6.3
Forma evoluída: aspecto de focos hipoecogênicos e septos ecogênicos.

Em eco-Doppler colorido (EDC) ou de amplitude (EDE) [9]
Variações de vascularização:

- hipervascularização [14] relacionada com:
  - o aumento da TSH (Hashimoto);
  - a presença dos TRAb ou de anticorpos antirreceptores de TSH (Basedow);
  - os fatores de inflamação (tireoidite).
- hipovascularização no estágio de tireoide atrófica.

Em Doppler pulsado [7]
As variações da cinética vascular (domínio da ultrassonografia tireoidiana funcional – ETF) manifestam-se por fluxos acelerados e por um hiperfluxo nas doenças de Basedow.

Em elastografia (domínio em avaliação)
Observam-se gradientes de rigidez nas zonas inflamatórias (tireoidites subagudas) [26].

Tireopatias autoimunes (TAI)
A tireoide é o órgão mais atingido pela patologia autoimune que associa uma doença histológica (infiltrados linfocitários) e a presença de anticorpos circulantes, sendo os mais ativos no plano funcional:

- os *anticorpos antitireoperoxidase* (ATPO), presentes nos tireoidismos linfocitários, dentre os quais a doença de Hashimoto;
- os *anticorpos antirreceptores da TSH* (também chamados de TRAb), presentes na doença de Basedow (hipertireoidismo).

Sua forma bloqueadora pode estar implicada no mixedema primitivo (hipotireoidismo).

O aspecto ultrassonográfico das TAI é uma mistura dos elementos descritos anteriormente conjugados em proporções variáveis, sendo o quadro final resultado de sua respectiva predominância.

Doença de Basedow (DB) [21]
Denominada *doença de Graves* na literatura anglo-saxã, é uma afecção de clara predominância feminina. Ela associa tireotoxicose duradoura, bócio e, em 30% dos casos, exoftalmia (Fig. 6.4).

Ultrassonografia em modo B
- O bócio é constante, mas moderado (entre 20 e 60cm^3), podendo atingir, às vezes, o istmo (Fig. 6.5).

Distireoidismos **113**

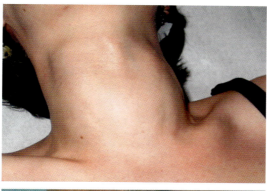

Figura 6.4
DB: bócio visível – exoftalmia.

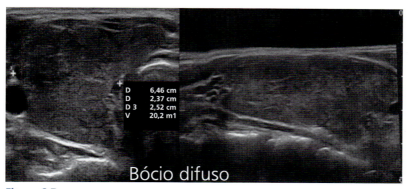

Figura 6.5
DB: bócio difuso – 20 cm³ no lobo direito.

- A hipoecogenicidade glandular é quase constante nas formas iniciais, de moderada a muito intensa (Fig. 6.6), mas a ecoestrutura parenquimatosa é sempre mais homogênea do que na doença de Hashimoto, às vezes muito regular, apresentando, em outros casos, uma fina reticulação na forma de uma colmeia (Fig. 6.7).
- Os contornos glandulares são precisos, às vezes com bossas. Gânglios recorrentes são muito frequentemente visíveis, como em todas as tireopatias autoimunes (Fig. 6.8). O calibre do tronco das artérias tireoidianas é claramente maior, visível mesmo em modo B.

Eco-Doppler colorido e amplitude
Uma intensa hipervascularização foi descrita, inicialmente, por Ralls [25], com o termo de *thyroid inferno*. Trata-se de uma hipervascularização difusa, implicando os dois lobos (Fig. 6.9). Em ecoscopia, o parênquima às vezes é pulsátil. O aumento do calibre arterial fica ainda mais bem visível (Fig. 6.10).

Eco-Doppler pulsado [11]
O espectro arterial de uma doença de Basedow se caracteriza por:

- velocidades sistólicas muito altas, mais frequentemente superiores a 1 m/s (ou mesmo 1,5 m/s), elemento quase patognomônico (Fig. 6.11);

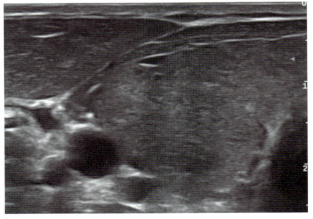

Figura 6.6
DB: primeira crise com hipoecogenicidade.

Distireoidismos **115**

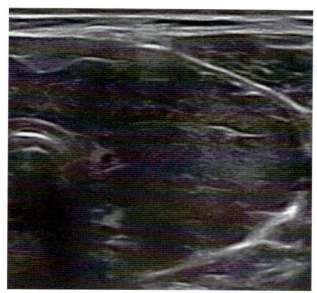

Figura 6.7
DB: reticulação em raio de abelha.

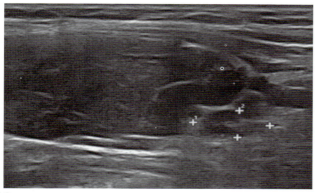

Figura 6.8
DB: presença de gânglios (território VI mediano).

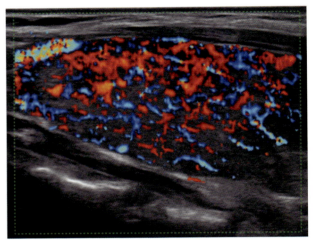

Figura 6.9
DB: hipervascularização *(thyroid inferno)*.

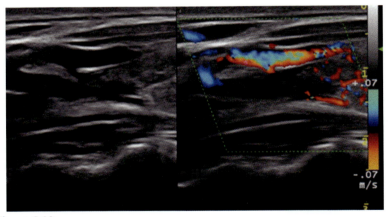

Figura 6.10
DB: dilatação da artéria tireoidiana superior em modo B e em eco-Doppler colorido.

- um traçado "cortado" em decorrência de tremores e de taquicardia (Fig. 6.12);
- a presença de fluxos diastólicos altos que revelam a presença de *shunt* arteriovenoso;
- a sobreposição de inúmeros espectros em todo o parênquima (Fig. 6.13).

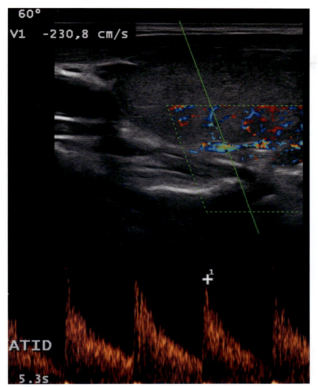

Figura 6.11
DB: aumento característico das velocidades circulatórias no ramo de divisão da artéria tireoidiana superior.

Há, às vezes, aumento considerável do fluxo arterial em razão do aumento da velocidade sistólica média e do diâmetro das artérias (Fig. 6.14).

Formas clínicas

Formas evolutivas

As recidivas são bastante frequentes na doença de Basedow. O aspecto ultrassonográfico é, então, geralmente, diferente da forma inicial: em caso de recidiva, o parênquima fica logo heterogêneo, mais ecogênico, com uma vascularização menos intensa, mas as velocidades circulatórias continuam altas [22] (Fig. 6.15).

Uma doença de Basedow pode anteceder uma doença de Hashimoto ou sucedê-la [8].

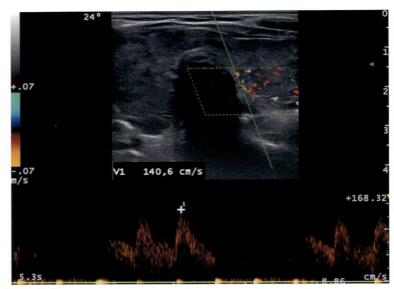

Figura 6.12
DB: espectro "entrecortado" com aceleração dos fluxos diastólicos.

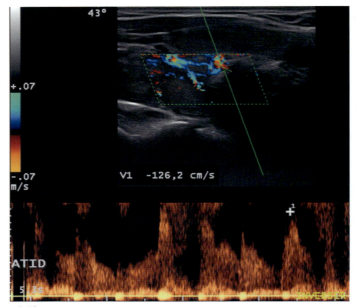

Figura 6.13
DB: espectros múltiplos "misturados".

Distireoidismos **119**

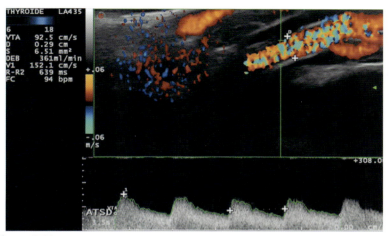

Figura 6.14
DB: aumento característico do fluxo arterial na artéria tireoidiana superior direita.

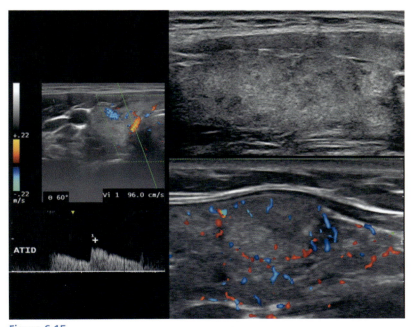

Figura 6.15
DB: recidiva.
Aspecto em modo B, eco-Doppler e pulsado.

Formas associadas

Notam-se, às vezes, formas intrincadas com uma doença de Hashimoto (Hashi-Basedow).

A associação de uma DB com um nódulo tóxico (síndrome de Marine-Lenhart) [5] é de difícil diagnóstico.

Formas terapêuticas

- Com tratamento antitireoidiano de síntese (ATS) adaptado, o volume regride, a ecogenicidade progride e os critérios Doppler melhoram. Para interromper esse tratamento médico, o clínico dispõe da negativação dos TRAb (às vezes precoce) e dos hábitos adquiridos (duração de tratamento de 18 meses), o que ocasiona 40% de recidivas precoces. Os dados ultrassonográficos, principalmente o Doppler pulsado, são muito úteis nesse nível e concordamos plenamente com as equipes que consideram a normalização das velocidades circulatórias nas artérias tireoidianas como o melhor critério de não recidiva após interrupção do tratamento com ATS [33] (Figs. 6.16 e 6.17).

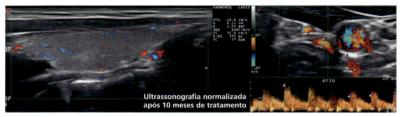

Figura 6.16
DB: eutireoidismo com ATS, 10 meses. TRAb negativos.
Normalização de todos os critérios do ultrassom: interrupção a ser considerada.

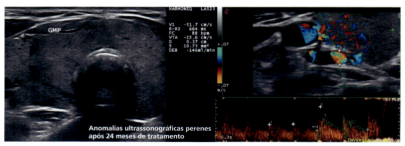

Figura 6.17
DB: eutireoidismo com uso de ATS em 24 meses. TRAb negativos.
Persistência de todos os critérios: interrupção impensável.

- Após tratamento radiometabólico adaptado (dose quase ablativa), o volume regride sensivelmente (até 70%) [24], e os critérios Doppler vão se normalizando (Fig. 6.18).
- Após cirurgia, de acordo com as recomendações atuais [17], não se deveria mais encontrar parênquima. Com as antigas técnicas (parede posterior ou sinetas apicais), pode-se constatar, por vezes, a hipertrofia ou a hiperatividade dos resíduos tireoidianos (Fig. 6.19).

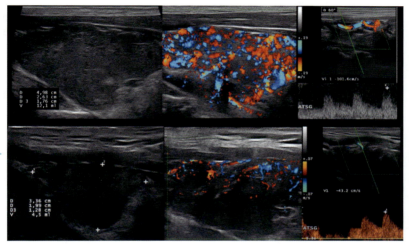

Figura 6.18
DB: aspectos pré e pós-tratamento com IRA.

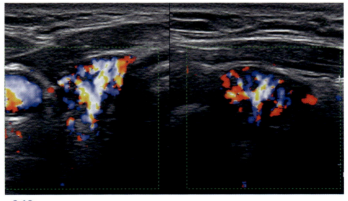

Figura 6.19
DB: "sinos apicais" hipertrofiados e ricamente vascularizados.

Tireoidites linfocíticas (TL)

As tireoidites linfocíticas reúnem as tireopatias autoimunes ao anti-TPO, descritas, outrora, na parte das tireoidites crônicas.

Elas iniciam, normalmente, por uma fase de hipertireoidismo. Quando essa fase é identificada e antecede uma fase de hipotireoidismo, fala-se de tireoidite bifásica.

Doença de Hashimoto (DH)

Classicamente diagnosticada em uma mulher de idade intermediária, essa doença associa os seguintes elementos.

Em ultrassonografia em modo B [32]

Podem ser observados:

- um bócio, em geral, moderado. Esse elemento está sempre presente no diagnóstico da doença de Hashimoto. É excepcionalmente doloroso (Fig. 6.20);

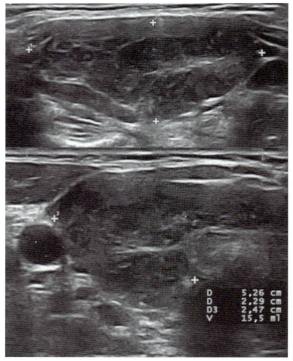

Figura 6.20
DH: bócio moderado.

- no início da afecção: uma hipoecogenicidade muito acentuada (os limites com os planos musculares anteriores são, por isso, difíceis de serem determinados) ou aspecto multimicronodular [34] (Fig. 6.21);
- um parênquima de aspecto lobulado com septos ecogênicos (que se tornam predominantes em certas formas evolutivas) (Fig. 6.22). Adquire, às vezes, um aspecto com bolinhas *(white knight)* (Fig. 6.23);

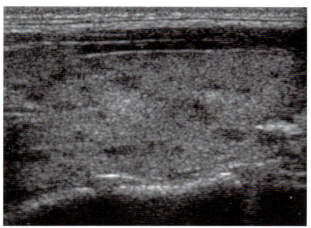

Figura 6.21
DH: aspecto multimicronodular.

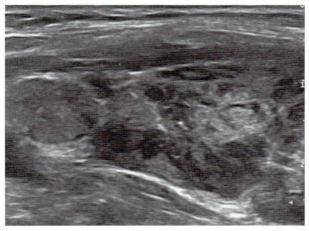

Figura 6.22
DH: forma com grandes septos interlobulares.

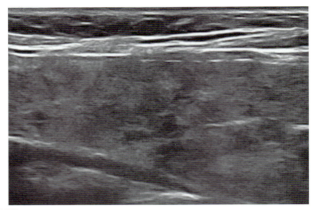

Figura 6.23
DH: aspecto manchado.

- contornos posteriores com bossas (hiperplasia lobular limitada pela fibrose do septo);
- gânglios, particularmente bem visíveis no território recorrente (Fig. 6.24);
- pseudonódulos de tireoidite com uma grande frequência (Fig. 6.25).

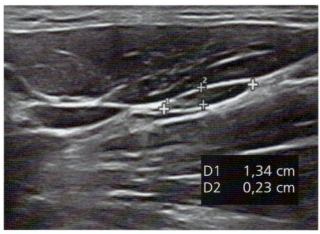

Figura 6.24
DH: gânglios fisiológicos no território VI.

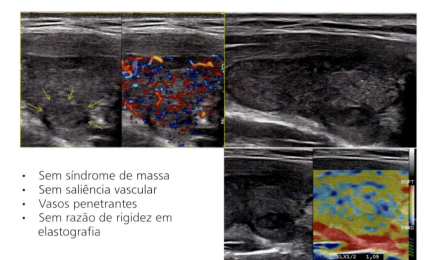

- Sem síndrome de massa
- Sem saliência vascular
- Vasos penetrantes
- Sem razão de rigidez em elastografia

Figura 6.25
DH: pseudonódulo de tireoidite.
Aspecto em modo B, Doppler colorido e elastografia de compressão (*strain slastography*).

O pseudonódulo de tireoidite representa uma armadilha maior ao exame de ultrassom. Trata-se de uma zona de tireoidite focal mais marcada, que aparece como um nódulo hipoecogênico, porém:
- que não é ovoide nos dois cortes ortogonais;
- que não afasta os vasos no ultrassom colorido; estes vasos atravessam-no sem sofrer desvio;
- que é de mesma rigidez ao parênquima na elastografia.

É preciso diferenciá-lo do nódulo autêntico, cuja caracterização é delicada em razão da hipoecogenicidade ambiante. Se um nódulo é menos ecogênico do que o parênquima, ele é muito suspeito. Porém, um nódulo mais ecogênico poderia ser considerado como hipoecogênico em uma glândula sadia.

Os demais critérios de suspeita são: presença de microcalcificações, hipervascularização focal e gradiente de rigidez.

Todo nódulo deve, portanto, contar com uma citopunção, ainda mais na medida em que, às vezes, descreveu-se uma frequência maior de cânceres nas tireopatias autoimunes.

Em eco-Doppler colorido e de amplitude
A vascularização é, com frequência, rica (principalmente na fase inicial de hipertireoidismo), mas não excessiva. Fica concentrada nas zonas septais (Fig. 6.26).

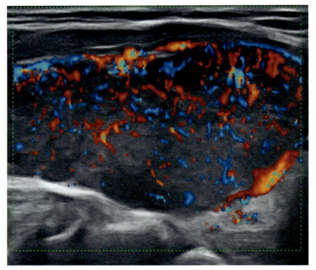

Figura 6.26
DH: estágio de hipertireoidismo.
Rica vascularização no septo.

Eco-Doppler pulsado

As velocidades sistólicas são normais ou moderadamente aceleradas (até 65 cm/s). Os fluxos podem estar discretamente maiores (Fig. 6.27).

Outras tireoidites linfocíticas crônicas (TLC)

Forma sem bócio

Na ausência de bócio, chamaremos de tireopatia autoimune.

Não há razão, de fato, em evocar, nesse caso, uma doença de Hashimoto, a menos que se disponha de uma ultrassonografia anterior que prove a existência de um bócio, situação em que se falará de evolução de doença de Hashimoto.

TLC atrófica [6]

É uma forma evolutiva frequente. A atrofia às vezes é severa (inferior a 1 cm^3).

O parênquima continua heterogêneo, hipoecogênico, com vascularização normal (Fig. 6.28).

As formas normoecogênicas homogêneas pouco vasculares caracterizam, sobretudo, o mixedema primitivo (com eventual presença de TRAb bloqueadores).

Distireoidismos **127**

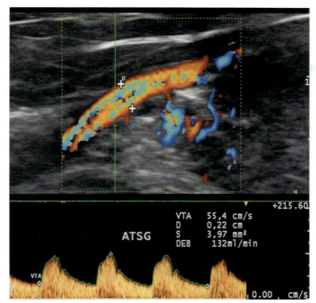

Figura 6.27
DH: fluxos moderadamente elevados na artéria tireoidiana superior esquerda.

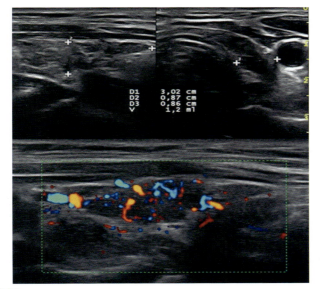

Figura 6.28
Tireoidite atrófica: parênquima hipoecogênico bem vascularizado.

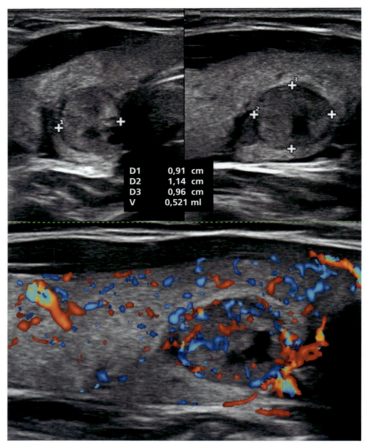

Figura 6.29
TAI: forma focal (confirmada em citopunção).

TLC focais

No estágio inicial, a hipoecogenicidade pode adquirir o aspecto de um nódulo hipoecogênico (Fig. 6.29). A citopunção (em técnica ecoguiada) ajudará a fazer o diagnóstico.

Tireoidite da adolescência

É uma forma de TLC que aparece no período peripubertário e que não evolui, senão muito inconstantemente, para o hipotireoidismo definitivo [28].

Na ultrassonografia em modo B, encontram-se o bócio e a hipoecogenicidade, mas os septos ecogênicos são finos (fibrose inicial) (Fig. 6.30).

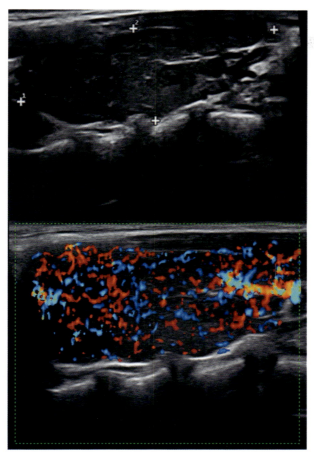

Figura 6.30
Tireoidite juvenil.

Tireoidites subagudas linfocíticas (TSL)

Contrariamente à tireoidite de De Quervain, as TSL são indolores. São tireopatias autoimunes bifásicas:

- fase inicial de hipertireoidismo;
- fase secundária de hipotireoidismo (às vezes definitiva: 25% das tireoidites do pós-parto ou TPP);
- fase de recuperação.

Diferenciam-se:

- a TPP que atinge 5% das parturientes [29];
- a tireoidite silenciosa ou indolor (rara na Europa), aparecendo fora de um contexto de gravidez [13].

Aspecto em modo B

O bócio é moderado, indolor, às vezes muito hipoecogênico com raros septos (pouco fibroso).

Eco-Doppler

Ele ajuda a evidenciar:

- uma vascularização rica em fase inicial;
- uma aceleração moderada das velocidades circulatórias (o que integra o diagnóstico diferencial da doença de Basedow, elemento muito útil em período de amamentação).

Tireoidite subaguda de De Quervain-Crile ou tireoidite granulomatosa

A TSA é descrita no Capítulo 5, sobre as "Tireoidites" [12, 16, 23].

Síndromes de autonomização

A autonomização de uma parte do parênquima tireoidiano (mais frequentemente em virtude de mutação ativadora do receptor da TSH), em um modo nodular ou difuso, acarreta a perda de controle do eixo tireotropo e hiperfuncionamento.

O ideal é que esses aspectos sejam estudados pela cintilografia com iodo 123, exame funcional do parênquima tireoidiano.

Podem ser distinguidos assim (Fig. 6.31):

- uma simples autonomização, que se traduz por uma zona hiperfuncionante no seio de um parênquima normalmente funcionante;
- um nódulo pré-tóxico, que se traduz por uma zona hiperfuncionante com extinção parcial do parênquima;
- um nódulo tóxico, que se traduz pela fixação somente do nódulo, estando o parênquima totalmente "apagado". Nesse caso, constata-se a presença de um hipertireoidismo. Esse nódulo tóxico é chamado de Plummer.

Detecção dos nódulos autonomizados

A constatação de taxa baixa de TSH orienta para uma formação autonomizada (15% dos nódulos). Na Europa do leste, porém, região de carência em iodo moderado, pode-se tomar por parâmetro a taxa de TSH (que não é muito discriminan-

Distireoidismos **131**

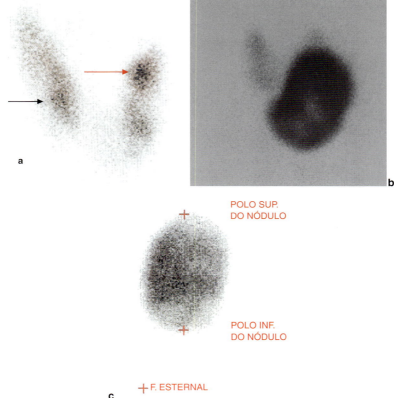

Figura 6.31
Cintilografia: os três estágios da autonomização.
a. Nódulo autônomo.
b. Nódulo pré-extintivo.
c. Nódulo tóxico (extinção completa do parênquima).

te) para evocar a autonomização. Não havendo mais o costume de recorrer à cintilografia sistemática, pode-se desconhecer o caráter funcionante de um nódulo (muito raramente maligno, nesse caso).

Por outro lado, a citologia pode ser falsamente suspeita aqui, revelando intensa celularidade.

As características eco-Doppler de um nódulo podem constituir um argumento a favor da realização de uma cintilografia (idealmente com iodo 123) [1, 4]. Se o nódulo for funcionante, ou mesmo extintivo, a citopunção não estará indicada. Caso contrário, o nódulo frio hipervascularizado é suspeito e a citologia é formalmente indicada.

Nódulo autônomo

Pode ser isolado ou aparecer dentro de um bócio multi-heteronodular.

Em ultrassonografia no modo B

A ecogenicidade dos nódulos autonomizados é variável. Normalmente, são necrosados no centro. Seus limites são precisos e regulares (Fig. 6.32). São nódulos de progressão rápida. A porcentagem de forma extintiva ou tóxica aumenta com o volume do nódulo.

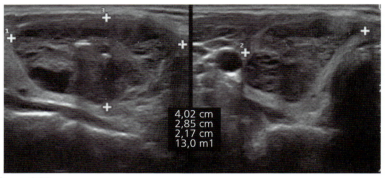

Figura 6.32
Nódulo autônomo: aspecto em modo B.

Em eco-Doppler

Nos casos típicos, notam-se:

- hipervascularização de todo o nódulo, que contrasta com um parênquima pouco vascularizado [11] (Fig. 6.33);
- aceleração das velocidades circulatórias no nível das artérias intranodulares (Fig. 6.34). Esse critério velocimétrico é, em nossa experiência, o que é mais observado nos nódulos tóxicos;
- aceleração das velocidades circulatórias na artéria tireoidiana que irriga o nódulo.

A tireoide *multinodular tóxica* é a reunião de vários nódulos que apresentam essas características em Doppler (e em cintilografia) (Fig. 6.35).

Após tratamento radiometabólico, o volume do nódulo diminui em proporções variáveis. São critérios em Doppler que se modificam mais com a perda da hipervascularização interna [30].

Distireoidismos **133**

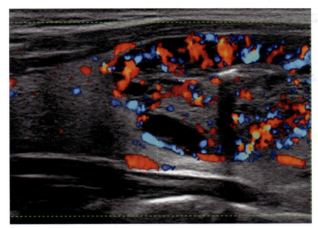

Figura 6.33
Nódulo autônomo: aspecto em eco-Doppler colorido.
Nódulo hipervascularizado.

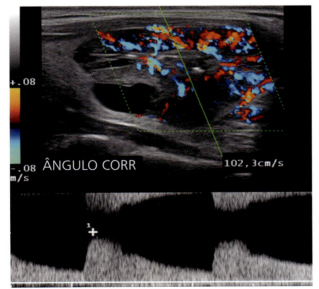

Figura 6.34
Nódulo tóxico: velocidades sistólicas intranodulares elevadas.

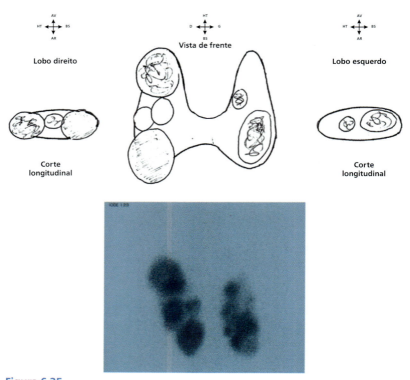

Figura 6.35
Bócio multinodular tóxico: concordância entre o esquema de identificação e a cintilografia.

Autonomização difusa

(Hipertireoidismo não nodular e não basedowiano)

O dano é difuso, não nodular. O aspecto em modo B é próximo àquele da doença de Hashimoto. Porém, em Doppler colorido, a hipervascularização aparece na região das zonas hipoecogênicas e não na região dos septos (Fig. 6.36).

Essas características são encontradas na síndrome de McCune-Albright (MCAS) (mutação do receptor da proteína Gsα) [20] (Fig. 6-37).

Tireopatias iatrogênicas

São classificadas, às vezes, como tireopatias autoimunes em razão de uma comunidade de mediação celular.

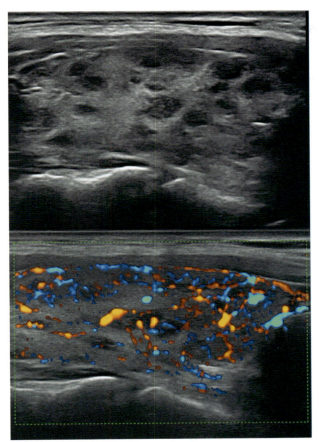

Figura 6.36
Autonomização multifocal difusa: aspecto em modo B e Doppler colorido.

Os produtos incriminados são o iodo, as citocinas, o lítio, os inibidores das tirosinoquinases e os hormônios tireoidianos. Eles podem provocar hiper ou hipotireoidismo, ou até uma forma bifásica.

Tireopatias relacionadas com o iodo

Carência de iodo

Pode provocar um bócio com hipotireoidismo. A simples complementação de iodo vai reduzir o volume de forma significativa e normalizar a função tireoidiana. O aspecto no exame de ultrassom é o de um bócio simples.

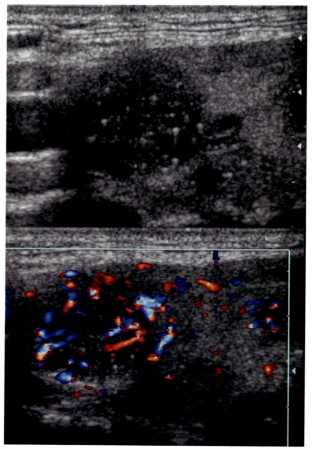

Figura 6.37
Síndrome de McCune-Albright: pseudonódulo hipervascular rico em artefato coloide.

Excesso de iodo

Pode causar:

- hipotireoidismo: é o caso mais frequente na mulher em regiões de não carência de iodo. O aspecto, nesse caso, é também o de um bócio simples;
- hipertireoidismo: com uma prevalência de 1 a 13% (conforme o estatuto de iodo) e uma frequência maior no homem, os hipertireoidismos iodo-induzidos (HII) são decorrentes de dois mecanismos e exigem dois tratamentos bem distintos (mesmo que sejam, às vezes, complementares):

- tipo 1 (HII tipo 1): descompensação de uma *tireopatia preexistente* (nódulo, tireopatia autoimune etc.) por excesso de transportador iodado. *Tratamento*: antitireoidianos de síntese ou perclorato de potássio;
- tipo 2 (HII tipo 2): *tireoidite* por ação "inflamatória" direta do iodo. *Tratamento*: corticoterapia.

O clínico precisa, portanto, de elementos de diagnóstico etiológico que a cintilografia nem sempre é capaz de fornecer, daí a necessidade do exame de ultrassom [18].

O iodo que causa tais excessos está presente, normalmente:

- na amiodarona *(Cardarone)*;
- nos produtos de contraste radiológico. Essa etiologia se revela bastante rara na França, país de relativa carência de iodo. Ela é mais comum nos países sem carência de iodo.

Descrição da ultrassonografia [19]

Hipertireoidismo iodo-induzido de tipo 1

- Em ultrassonografia em modo B, o aspecto depende da afecção tireoidiana preexistente (nódulo quente, bócio multinodular pré-tóxico, doença de Basedow leve).
- Em eco-Doppler colorido, o parênquima é ricamente vascularizado nas zonas envolvidas pelo dano inicial. Em 30% dos casos, o aspecto é o da forma típica da doença de Basedow.
- Em eco-Doppler pulsado, nota-se aumento das velocidades circulatórias nos territórios envolvidos.

Hipertireoidismo iodo-induzido de tipo 2

O aspecto ultrassonográfico é aquele de um dano "inflamatório" de tipo tireoidite (Fig. 6.38):

- ultrassonografia em modo B: parênquima homogêneo, hipoecogênico;
- eco-Doppler colorido: vascularização muito pobre;
- eco-Doppler pulsado: velocidades circulatórias normais ou diminuídas.

Outros agentes iatrogênicos

Lítio

Durante um tratamento prolongado com lítio, notam-se, com frequências diversas:

- bócio moderado sem características ultrassonográficas particulares;
- hipotireoidismo (contexto autoimune);
- hipertireoidismo (quando há excesso de iodo).

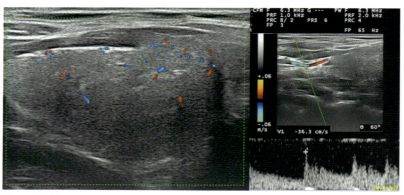

Figura 6.38
Hipertireoidismo iodo-induzido de tipo 2: aspectos em modo B e Doppler colorido.

Citocinas

Dez por cento dos tratamentos com interferon (sobretudo alfa) causam distireoidismo [31]:

- hipotireoidismo (50%) adquirindo a forma de uma tireoidite linfocitária crônica;
- hipertireoidismo (30%) com as características da hipertireoide iodo-induzida de tipo 2;
- tireoidite bifásica (20%).

Inibidores de tirosinoquinase

O uso dessas moléculas (sunitinib, sorafenib) em certas patologias (câncer do rim, tumores GIST [*Gastrointestinal Stromal Tumor*] etc.) proporcionou a descrição de atrofia tireoidiana às vezes severa [10, 27]. Essa propriedade é usada nos protocolos de tratamento das metástases tireoidianas iodo-insensíveis.

L-tiroxina

A ingestão escondida (ou ignorada) de quantidades inadequadas de hormônios tireoidianos acarreta tirotoxicose factícia, cujo diagnóstico pode ser evocado diante da ausência de bócio. Em comparação com os sinais de hipertireoidismo, observa-se um parênquima normal em modo B e Doppler (caso não se trate, evidentemente, de uma tireopatia preexistente) [2] (Fig. 6.39).

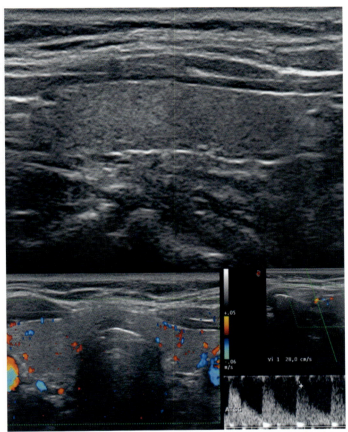

Figura 6.39
Tireotoxicose factícia: ausência de argumento ultrassonográfico para diagnóstico etiológico.

Outras formas

Tireotoxicose gestacional transitória [15]

É a primeira causa de hiperfunção tireoidiana da gravidez, observada durante o primeiro trimestre, quando o HCG (hormônio coriônico gonadotrófico) é muito alto e quando estimula, de modo anormal, o receptor da TSH.

O tratamento é sintomático (betabloqueador). É preciso evitar, sobretudo, a confusão com a doença de Basedow, que tem uma conotação muito pejorativa para a mulher grávida.

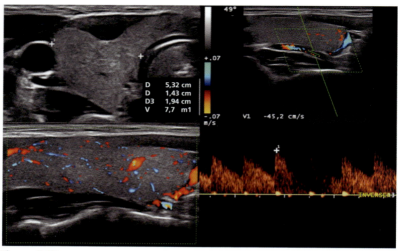

Figura 6.40
Tireotoxicose gestacional transitória: ausência de elemento que indique uma doença de Basedow.

O quadro biológico é aquele de hipertireoidismo clássico, geralmente pouco intenso.
Os anticorpos são negativos. A cintilografia é contraindicada.
O volume tireoidiano pode ficar moderadamente maior (fisiológico durante a gravidez).
A ecoestrutura é perfeitamente normal. Não há hipoecogenicidade.
A vascularização é igualmente normal (Fig. 6.40).

Secreção inadequada de TSH

Insuficiência tireotrópica
Os lobos apresentam volume pequeno, ecogenicidade e vascularização normais.

Adenomas tireotrópicos (TSHoma) [3]
Descreve-se um bócio homogêneo, que pode evoluir para a multinodularidade e tornar-se compressivo. A vascularização é rica, e as velocidades circulatórias ficam moderamente aumentadas.

Síndromes de resistência aos hormônios tireoidianos
Descreve-se um bócio moderado sem anomalia Doppler.

Classificação dos distireoidismos (Tabela 6.I)

Tabela 6.I
Classificação dos distireoidismos

Hipertireoidismos	Hipotireoidismos do adulto
Tireopatias autoimunes • Doença de Basedow • Fase hipertireoidiana das TAI • Hashitoxicose (formas mistas) • Fase inicial das tireoidites bifásicas • Síndrome de Marine-Lenhart (com autonomização)	Espontâneos • Tireoidites autoimunes • Tireoidites subagudas • Anomalias da hormonogênese • Ectopias tireoidianas de revelação tardia

Tireopatias iatrogênicas
• Hipertireoidismo iodo-induzido tipo 1
• Hipertireoidismo iodo-induzido tipo 2
• Hipertireoidismos iatrogênicos com carência de iodo
• Tireotoxicose factícia
	Iatrogênicos
	• Tireoidectomia total ou parcial
	• Irradiação
	  – Externa
	  – Radiometabólica (IRA)
	• Medicamentos
	  – Excesso de iodo
	  – Antireoidianos de síntese
	  – Lítio, amiodarona, citocinas
	• Carência de iodo
	• Antitireoidianos de origem alimentar

Ganhos de função • Tireotoxicose gestacional transitória • Hipertireoidismo gravídico por mutação do R-TSH	
Autonomização • Nódulo tóxico • Toxicidade por autonomia difusa • Bócio multinodular tóxico • Síndrome de McCune-Albright • Hiperplasias tireoidianas tóxicas • Epitelioma hiperfuncional	
Inflamação • Fase precoce da tireoidite subaguda	
Outras causas • Hipertireoidismo paraneoplásico • Adenoma hipofisário produtor de TSH • Bócio ovariano tóxico • Hipertireoidismo neonatal	

Referências bibliográficas

1. Becker D et al. [Color doppler ultrasonographic detection of focal thyroid nodules]. Ultraschall Med 1999;20:41-6.
2. Bogazzi F et al. Color flow Doppler sonography in thyrotoxicosis factitia. J Endocrinol Invest 1996;19:603-6.
3. Bogazzi F et al. Thyroid color flow Doppler sonography: an adjunctive tool for differentiating patients with inappropriate thyrotropin (TSH) secretion due to TSH-secreting pituitary adenoma or resistance to thyroid hormone. Thyroid 2006;16:989-95.
4. Boi F et al. The usefulness of conventional and echo colour Doppler sonography in the differential diagnosis of toxic multinodular goitres. Eur J Endocrinol 2000;143:339-46.
5. Cakir M. Marine-Lenhart syndrome. J Natl Med Assoc 2005;97:1036-8.
6. Carle A et al. Thyroid volume in hypothyroidism due to autoimmune disease follows a unimodal distribution: evidence against primary thyroid atrophy and autoimmune thyroiditis being distinct diseases. J Clin Endocrinol Metab 2009;94:833-9.
7. Caruso G et al. Color Doppler measurement of blood flow in the inferior thyroid artery in patients with autoimmune thyroid diseases. Eur J Radiol 2000;36:5-10.
8. Champion B et al. Conversion to Graves' hyperthyroidism in a patient with hypothyroidism due to Hashimoto's thyroiditis documented by real-time thyroid ultrasonography. Thyroid 2008;18:1135-7.
9. Corona G et al. Correlation between, clinical, biochemical, color Doppler ultrasound thyroid parameters, and CXCL-10 in autoimmune thyroid diseases. Endocr J 2008;55:345-50.
10. Desai J et al. Hypothyroidism after sunitinib treatment for patients with gastrointestinal stromal tumors. Ann Intern Med 2006;145:660-4.
11. Erdogan MF et al. Color flow Doppler sonography for the etiologic diagnosis of hyperthyroidism. Thyroid 2007;17:223-8.
12. Hiromatsu Y et al. Color Doppler ultrasonography in patients with subacute thyroiditis. Thyroid 1999;9:1189-93.
13. Ho SC et al. Thyrotoxicosis due to the simultaneous occurrence of silent thyroiditis and Graves' disease. Thyroid 1999;9:1127-32.
14. Iitaka M et al. Increased serum vascular endothelial growth factor levels and intrathyroidal vascular area in patients with Graves' disease and Hashimoto's thyroiditis. J Clin Endocrinol Metab 1998;83:3908-12.
15. Krassas GE et al. Thyroid function and human reproductive health. Endocr Rev 2010;31:702-55.
16. Kunz A et al. De Quervain's subacute thyroiditis – colour Doppler sonography findings. Ultraschall Med 2005;26:102-6.
17. Lal G et al. Should total thyroidectomy become the preferred procedure for surgical management of Graves' disease? Thyroid 2005;15:569-74.
18. Loy M et al. Color-flow Doppler sonography in the differential diagnosis and management of amiodarone-induced thyrotoxicosis. Acta Radiol 2007;48:628-34.
19. Macedo TA et al. Differentiation between the two types of amiodarone-associated thyrotoxicosis using duplex and amplitude Doppler sonography. Acta Radiol 2007;48:412-21.
20. Monpeyssen H et al. Aspects échographiques thyroïdiens de la maladie de McCune-Albright. À partir de trois observations. Congrès de la Société Française d'Endocrinologie, Reims 2004.

21. Monpeyssen H. Les dysthyroïdies. In: Marcy PY, ed. Imagerie thyroïdienne: du diagnostic au traitement. Montpellier: Sauramps médical; 2009. p. 161-179.
22. Morosini PP et al. Color Doppler sonography patterns related to histological findings in Graves' disease. Thyroid 1998;8:577-82.
23. Park SY et al. Ultrasonographic characteristics of subacute granulomatous thyroiditis. Korean J Radiol 2006;7:229-34.
24. Peters H et al. Reduction in thyroid volume after radioiodine therapy of Graves' hyperthyroidism: results of a prospective, randomized, multicentre study. Eur J Clin Invest 1996;26:59-63.
25. Rails PW et al. Color-flow Doppler sonography in Graves disease: "thyroid inferno". AJR Am J Roentgenol 1988;150:781-4.
26. Ruchala M et al. Sonoelastography in de Quervain thyroiditis. J Clin Endocrinol Metab 2011;96:289-90.
27. Sato S et al. Clinical characteristics of thyroid abnormalities induced by sunitinib treatment in Japanese patients with renal cell carcinoma. Endocr J 2010;57:873-80.
28. Scarpa V et al. Treatment with thyroxine reduces thyroid volume in euthyroid children and adolescents with chronic autoimmune thyroiditis. Horm Res Paediatr 2010;73:61-7.
29. Shahbazian HB et al. Ultrasonographic characteristics and follow-up in postpartum thyroiditis. J Endocrinol Invest 2005;28:410-2.
30. Tarantini B et al. Effectiveness of radioiodine (131-I) as definitive therapy in patients with autoimmune and non-autoimmune hyperthyroidism. J Endocrinol Invest 2006;29:594-8.
31. Tomer Y, Menconi E Interferon induced thyroiditis. Best Pract Res Clin Endocrinol Metab 2009;23:703-12.
32. Tramalloni J, Monpeyssen H. Échographie de la thyroïde. Encycl Med Chir Radiologie Radiodiagnostic Coeur Poumons; 32-700-A-20;2003:1-22.
33. Ueda M et al. The significance of thyroid blood flow at the inferior thyroid artery as a predictor for early Graves' disease relapse. Clin Endocrinol (Oxf) 2005;63:657-62.
34. Yeh HC et al. Micronodulation: ultrasonographic sign of Hashimoto thyroiditis. J Ultrasound Med 1996;15:813-9.

7 Tireoide tratada

As solicitações de ultrassonografia da tireoide submetida a um tratamento são cada vez mais comuns. O clínico precisa avaliar a eficácia do tratamento realizado e dispõe, para isso, dos exames hormonais, da cintilografia e da ultrassonografia.
Estão excluídas deste capítulo as patologias iatrogênicas, tratadas no Capítulo 6, sobre os Distireoidismos.

Tratamentos medicinais
Tratamento com iodo
O iodo é usado nas prevenções ou no tratamento das carências em iodo [17].

Tratamento por L-tiroxina
Quando a tireoide se encontra no lugar, esse tipo de tratamento é amplamente usado na França em várias indicações, sendo as mais importantes:

- a substituição dos hipotireoidismos;
- o tratamento dos bócios simples;
- a interrupção da evolução dos nódulos (estabilização ou mesmo redução do volume, limitação de surgimento de novas formações) [4, 16].

A ultrassonografia permite um acompanhamento preciso dos volumes e da ecoestrutura. O cálculo, pelo ultrassom, do volume dos nódulos possibilita que se acompanhe facilmente sua evolução volumétrica e, caso necessário, usa-se uma folha de cálculo.

Antitireoidianos de síntese (ATS) na doença de Basedow [8]

- Observação do volume: o bócio regride, com frequência, sob tratamento ATS, sem, todavia, retornar, necessariamente, ao estado normal. Em caso de superdosagem terapêutica, a passagem para o hipotireoidismo se manifesta por novo aumento de volume.
- Realização de uma janela terapêutica. Em nossa experiência (e conforme o que foi descrito por várias equipes estrangeiras) [3, 12, 15], a normalização dos dados da análise espectral é um indicador precioso da evolutividade da afecção. Ela pode permitir interromper precocemente um tratamento por ATS ou, caso contrário, adiar uma janela terapêutica.

Tratamento com radioiodo

O iodo 131 administrado no quadro de um hipertireoidismo vai se fixar, de forma preferencial, nas zonas hiperativas e destruí-las a mais ou menos longo prazo.

A observação ultrassonográfica à distância do tratamento vai evidenciar vários elementos:

- Na doença de Basedow:
  - redução volumétrica significativa (de 50 a 70%) [11] (Fig. 7.1);

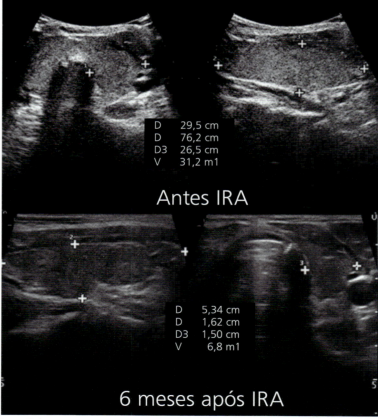

Figura 7.1
Doença de Basedow: volume tireoidiano antes e depois do tratamento com radioiodo.

- melhora da ecogenicidade;
- clara regressão da vascularização (Fig. 7.2) com normalização das velocidades circulatórias (Fig. 7.3).
• Nos nódulos tóxicos, nas tireoides multinodulares tóxicas e nas síndromes de autonomização [5]: regressão de volume e de vascularização das zonas hiperativas (Fig. 7.4).
• No quadro de um tratamento ablativo após cirurgia de câncer tireoidiano [2]: as sequelas do compartimento e/ou os gânglios metásticos que fixam o iodo serão localizados na cintilografia com dose terapêutica (em 5 dias). Essa fixação pode causar um fenômeno inflamatório visualizável no ultrassom. Com o tempo, as estruturas tratadas vão regredir, adquirindo aspecto hipoecogênico cicatricial com concentração das eventuais calcificações.

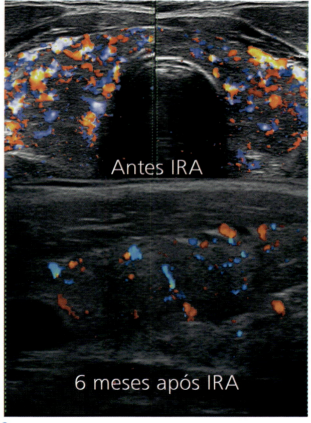

Figura 7.2
Doença de Basedow, EDC (Doppler colorido): vascularização antes e após tratamento com radioiodo.

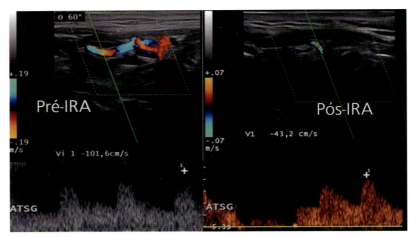

Figura 7.3
Doença de Basedow: redução das velocidades sistólicas após o tratamento com radioido.

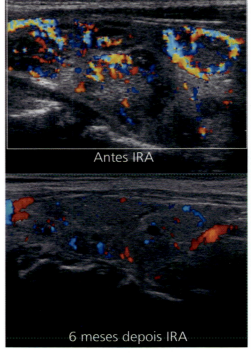

Figura 7.4
Bócio multi-heteronodular, EDC (Doppler colorido): vascularização antes e após o tratamento com radioiodo.

Punções
Punção evacuadora

Idealmente realizada segundo a técnica ecoguiada, permite subtrair todo ou parte do componente líquido de um nódulo. O produto de punção será mais frequentemente confiado ao laboratório para análise citológica e, às vezes, para dosagem hormonal [7] (Fig. 7.5).

Quando a citopunção mostra um líquido do tipo "água de rocha", a origem paratireoidiana é quase certa. A dosagem do PTH (paratormônio) *in situ* é, nesse caso, fortemente recomendada.

A ultrassonografia permite acompanhar a evolução após a punção:

- reconstituição mais ou menos rápida do contingente líquido;
- estabilização da lesão;

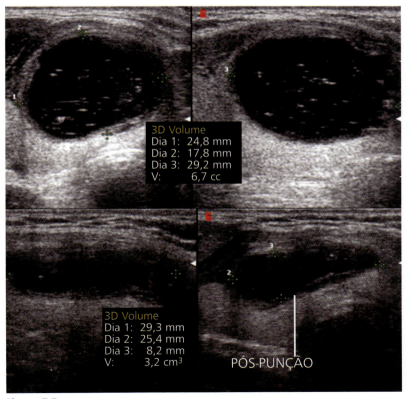

Figura 7.5
Nódulo líquido: aspecto em modo B antes e após esvaziamento.

- desaparecimento completo do líquido e retorno a um nódulo parenquimatoso;
- desaparecimento do nódulo.

Citopunção com agulha fina

Às vezes é seguida de uma evidente regressão do nódulo.

Punção com alcoolização

Essa técnica, pouco usada na França, tem três indicações:

- tratamento dos cistos recidivantes (após ter certeza da benignidade da lesão). Sob controle ecoscópico (para evitar qualquer efusão de álcool), o líquido é esvaziado, substituído pelo etanol, e novamente esvaziado [1];
- tratamento dos nódulos tóxicos: injeção de etanol na zona mais vascularizada do nódulo [14];
- tratamento das metástases não funcionantes.

Cirurgia

Observação pós-operatória

Hematoma

Qualquer que seja o tipo de cirurgia, uma das complicações precoces é o hematoma, que deve ser procurado e tratado o mais rapidamente possível para evitar os fenômenos compressivos (Fig. 7.6).

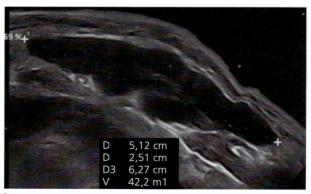

Figura 7.6
Hematoma superficial volumoso após tireoidectomia.

A ultrassonografia pode, portanto, ser solicitada em pós-operatório imediato ou mais tardio, a fim de investigar a existência de uma coleção hemática.

Compartimento de tireoidectomia

Nas primeiras semanas após a intervenção, o espaço deixado pela tireoidectomia é hipoecogênico heterogêneo.

Depois se instala a fibrose, mais ecogênica (Fig. 7.7). O compartimento aparece vazio, frequentemente preenchido pelos músculos da aponeurose cervical média. Os eixos vasculonervosos se aproximam do eixo traqueal (Fig. 7.8).

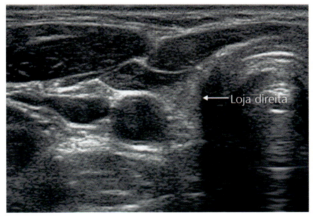

Figura 7.7
Loja tireoidiana: aspecto ecogênico.

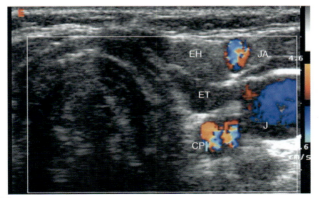

Figura 7.8
Loja tireoidiana livre distante de uma tireoidectomia.

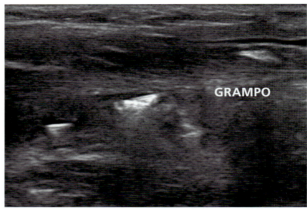

Figura 7.9
Grampos cirúrgicos.

Os grampos cirúrgicos se apresentam como uma linha hiperecogênica (Fig. 7.9).
Os materiais modernos são menos eco-opacos.

Cicatriz de cervicotomia

Ela geralmente acarreta pequeno cone de sombra posterior.
Uma cicatriz queloide deixa com um aspecto de nódulo dérmico (Fig. 7.10).

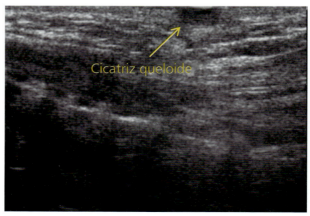

Figura 7.10
Cicatriz queloide: zonas hipoecogênicas muito superficiais.

Aspectos segundo a técnica cirúrgica

Nodulectomia (nódulo tóxico)
O lobo é amputado do ápice ou da base, e a fatia de secção é, às vezes, retilínea.

Lobectomia, loboistmectomia, istmectomia (Fig. 7.11)
É importante quantificar a hipertrofia compensatória do lobo restante e detectar precocemente uma recidiva nodular.

Tireoidectomia
As práticas cirúrgicas vêm evoluindo muito há alguns anos.
As reduções de volume ficam reservadas aos bócios simples.

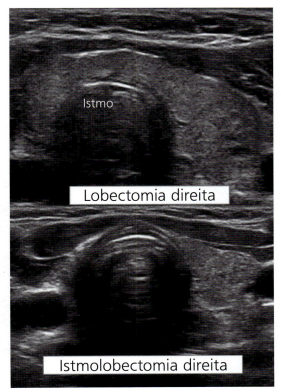

Figura 7.11
Lobectomia e istmolobectomia direita: aspectos no modo B.

Solicita-se aos cirurgiões que realizem uma tireoidectomia total no caso de bócios nodulares, que podem sofrer recidivas a partir de pequenas sequelas.

O mesmo ocorre no caso da doença de Basedow, e isso por três razões:

- a hemostase nas fatias de seção é, com frequência, problemática;
- o risco de recidivas na sequela é grande;
- a doença que ataca o sistema imunitário desaparece mais facilmente quando há mais tecido no local (poder antigênico).

Muitos pacientes foram operados de acordo com os preceitos das antigas práticas, e é útil ao ultrassonografista ter acesso ao relatório operatório para produzir um exame de qualidade e descrever:

- as sequelas em caso de cirurgia de redução e quantificá-las, a fim de ajudar o clínico a aplicar a substituição/interrupção mais adequada. Dentro dessas sequelas, nódulos podem ser assinalados, descritos e transferidos para um esquema adaptado;
- as "sinetas apicais", no caso da doença de Basedow, mantidas no lugar para preservar o nervo recorrente na entrada da laringe. O exame de ultrassom pode evidenciar, assim:
    - a persistência dos sinais ultrassonográficos da doença de Basedow, tanto em modo B quanto em Doppler, na região dessas sinetas [6] (Fig. 7.12);
    - uma hipertrofia desses resíduos com possível recidiva de hipertireoidismo (Fig. 7.13).

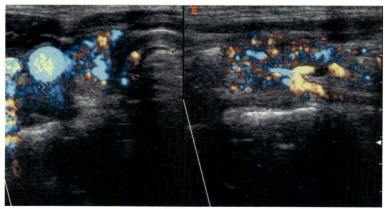

Figura 7.12
Doença de Basedow: "sinetas" apicais fortemente vascularizadas.

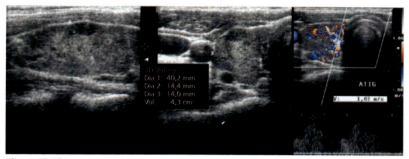

Figura 7.13
Doença de Basedow: recidiva pós-tireoidectomia subtotal por hipertrofia das tireoides residuais.

Em caso de tireoidectomia total, quando não se trata de câncer, pode acontecer de o cirurgião manter pequenas sequelas que devem ser assinaladas e descritas desde o primeiro exame de acompanhamento ultrassonográfico pós-operatório.

Tecido tireoidiano pode ter sido "esquecido". É uma situação frequente em caso de bócio mergulhante ou de ectopia. Isso ressalta a importância da ultrassonografia pré-operatória (ou mesmo da cintilografia) e da conexão entre o clínico, o ultrassonografista e o cirurgião para que este último seja claramente prevenido da presença de tecido em uma zona não habitual.

Câncer tireoidiano [10]

A cirurgia mais completa possível associada ao tratamento com radioiodo confere ao câncer tireoidiano diferenciado um prognóstico muito bom.

Técnicas cirúrgicas

- Tireoidectomia total: é sistemática, quando se trata de um câncer:
  - de um grande diâmetro, superior a 10 mm;
  - multifocal;
  - associado a gânglios metastáticos;
  - de tipo medular, qualquer que seja seu tamanho.
- Esvaziamento ganglionar: realizado na tireoidectomia (câncer diagnosticado por citologia) ou em um segundo tempo (câncer detectado em histologia), ele varia conforme o tipo histológico e o grau de extensão:
  - compartimento central do pescoço;
  - + cadeia VI inferior, se tumor do polo inferior;
  - + cadeia digástrica, se tumor apical;
  - esvaziamento ganglionar extensivo em caso de carcinoma medular.
- Sacrifício da jugular: a veia é ressecada quando invadida.

Observação ultrassonográfica

Há alguns anos, a ultrassonografia cervical se tornou (com as dosagens de TSH e de tiroglobulina) o elemento fundamental de observação no acompanhamento de uma tireoidectomia para câncer [13]. De acordo com as conclusões desse exame, uma decisão terapêutica importante pode ser tomada. Ela deve levar em conta:

- o espaço de tireoidectomia;
- todas as cadeias cervicais, desde a mandíbula até a região retroesternal, incluindo lateralmente as cadeias occipitais.

Um perfeito conhecimento das referências anatômicas (Fig. 7.14) que permitam individualizar os territórios é indispensável:

- bifurcação carotídea entre os territórios II e III;
- músculo omo-hióideo entre os territórios III e IV.

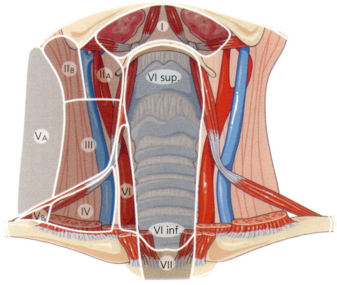

Figura 7.14
Localização no ultrassom dos gânglios cervicais após tireoidectomia total (com setorização representada no setor direito).
Esquema proposto por Monpeyssen.
Para o grupo de trabalho: Monpeyssen, Tramalloni, Russ, Poirée, Ménégaux, Leenhardt, 2002.

Tireoide tratada 157

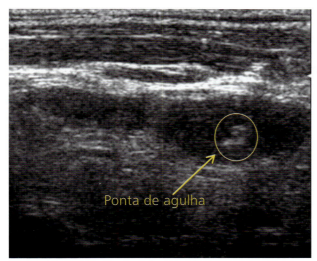

Figura 7.15
Citopunção ecoguiada de uma adenopatia: ponta da agulha bem visível.

Uma citopunção ecoguiada com dosagem da tiroglobulina (ou da tirocalcitonina) *in situ* pode ser programada a partir dessa localização [9] (Fig. 7.15).

Primeiro exame de ultrassom após a cirurgia
É normal, e até mesmo obrigatório, encontrar gânglios nos territórios de drenagem, mesmo após uma excisão completa. Todos os elementos presentes nas cavidades e nas cadeias ganglionares (Fig. 7.16) devem ser medidos, analisados em modo B e em Doppler (e eventualmente em elastografia) e transpostos para o

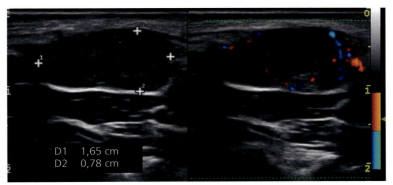

Figura 7.16
Câncer papilar: adenopatia típica do território D3 em modo B e em Doppler colorido.

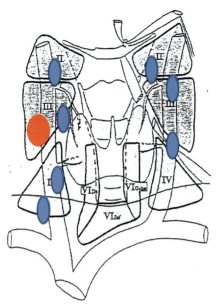

Figura 7.17
Localização da adenopatia no esquema (em vermelho).

esquema (Fig. 7.17). É importante, sobretudo, localizar as veias jugulares e os músculos omo-hióideos, que podem ter sido sacrificados quando da intervenção. Nesse caso, ainda, dispor de um relatório operatório é essencial.

Outros exames

Os elementos descritos anteriormente devem ser localizados e comparados em decorrência do esquema que será enriquecido com eventuais novas estruturas.

Radioterapia

A ultrassonografia permite observar a evolução das metástases não funcionantes tratadas por radioterapia externa.

Referências bibliográficas

1. Bennedbaek FN, Hegedus L. Treatment of recurrent thyroid cysts with ethanol: a randomized double-blind controlled trial. J Clin Endocrinol Metab 2003;88:5773-7.
2. Borson-Chazot F. [Consensus conference: management of differentiated thyroid cancers]. Ann Endocrinol (Paris) 2007;68 Suppl 2:S53-6. Epub 2008/04/12.

3. Castagnone D et al. Color Doppler sonography in Graves' disease: value in assessing activity of disease and predicting outcome. AJR Am J Roentgenol 1996;166:203-7. Epub 1996/01/01.
4. Cesareo R et al. Short term effects of levothyroxine treatment in thyroid multinodular disease. Endocr J 2010;57:803-9. Epub 2010/08/05.
5. Clerc J, Monpeyssen H. [Hyperthyroidism]. Rev Prat 2005;55:1369-82. Epub 2005/09/06.
6. Monpeyssen H. Les dysthyroïdies. In: Marcy PY, edr. Imagerie thyroïdienne: du diagnostic au traitement. Montpellier: Sauramps médical; 2009. p. 161-179.
7. Monpeyssen H et al. Apport du dosage in situ de la thyroglobuline et de la parathormone pour définir l'origine thyroïdienne ou parathyroïdienne d'un nodule. Congres de la Société Française d'Endocrinologie, Reims, 2004.
8. Monpeyssen H, Tramalloni J. Échographie de la thyroïde. Encycl Med Chir 2005; Endocrinologie Nutrition (10-002-F-15).
9. Pacini F et al. Detection of thyroglobulin in fine needle aspirates of nonthyroidal neck masses: a clue to the diagnosis of metastatic differentiated thyroid cancer. J Clin Endocrinol Metab 1992;74:1401-4. Epub 1992/06/01.
10. Peix IL. [First-line surgical treatment of differentiated thyroid cancers]. Ann Endocrinol (Paris) 1997;58:188-96. Epub 1997/01/01.
11. Peters H et al. Reduction in thyroid volume after radioiodine therapy of Graves' hyperthyroidism: results of a prospective, randomized, multicentre study. Eur J Clin Invest 1996;26:59-63. Epub 1996/01/01.
12. Saleh A et al. Prediction of relapse after antithyroid drug therapy of Graves' disease: value of color Doppler sonography. Exp Clin Endocrinol Diabete 2004;112:510-3. Epub 2004/10/27.
13. Schlumberger M et al. Follow-up of low-risk patients with differentiated thyroid carcinoma: a European perspective. Eur J Endocrinol 2004;150:105-12. Epub 2004/02/07.
14. Tarantino L et al. Percutaneous ethanol injection of hyperfunctioning thyroid nodules: long-term follow-up in 125 patients. AJR Am J Roentgenol 2008;190:800-8. Epub 2008/02/22.
15. Ueda M et al. The significance of thyroid blood flow at the inferior thyroid artery as a predictor for early Graves' disease relapse. Clin Endocrinol (Oxf) 2005;63:657-62. Epub 2005/12/14.
16. Wemeau JL et al. Effects of thyroid-stimulating hormone suppression with levo-thyroxine in reducing the volume of solitary thyroid nodules and improving extra-nodular nonpalpable changes: a randomized, double-blind, placebo-controlled trial by the French Thyroid Research Group. J Clin Endocrinol Metab 2002;87:4928-34. Epub 2002/11/05.
17. Zimmermann MB et al. Thyroid size and goiter prevalence after introduction of iodized salt: a 5-y prospective study in schoolchildren in Cote d'Ivoire. Am J Clin Nutr 2003;77:663-7. Epub 2003/02/26.

8 Citopunção ecoguiada

A grande frequência do nódulo tireoidiano e o excelente prognóstico do câncer tireoidiano tratado explicam a necessidade de o clínico dispor de elementos de triagem entre os nódulos com forte probabilidade de benignidade, que não são operados, e aqueles que serão confiados ao cirurgião. Trata-se de evitar ao máximo operações de nódulos benignos conhecendo, ao máximo, os nódulos cancerosos.

Esse é o papel do exame inicial de um nódulo tireoidiano, ou seja, identificar eventuais sinais de suspeita de malignidade. Após os elementos clínicos, biológicos e ultrassonográficos, é a citopunção que assume o papel mais importante na decisão sobre a intervenção cirúrgica ou sobre o tratamento medicinal [2, 11]. Esse exame, realizado rotineiramente há mais de 30 anos em certos países, como os Estados Unidos [14], desenvolveu-se muito na França há mais ou menos 20 anos. Quase todas as equipes francesas, que dispõem de um citologista competente em citologia tireoidiana, utilizam-o diariamente [10].

Realizado, inicialmente, por meio da palpação pelo clínico ou pelo anatomapatologista, esse exame contou com a contribuição da técnica guiada por ultrassom desde o surgimento dos transdutores de alta frequência (7,5 MHz), nos anos 1980, para estender seu campo de aplicação aos nódulos não palpáveis [5, 19]. A técnica ecoguiada proporciona, além disso, melhor eficácia da citopunção [6, 7] e a certeza de que a extração foi realizada corretamente, com o alvo visado.

Técnicas de punção guiada por ultrassom

A punção guiada por ultrassom é realizada com uma sonda de ultrassonografia diagnóstica linear. Pode-se usar, também, uma sonda microconvexa de tipo vascular (6 a 8 MHz).

Sistemas com guia de punção

Um guia de punção é fixado na sonda. Ele é munido de um canal calibrado conforme o diâmetro externo da agulha pela qual esta passa, o que determina o trajeto de punção (Fig. 8.1). Este é representado, na tela do ultrassom, por dupla linha pontilhada: a agulha avança, obrigatoriamente, nesse trajeto predeterminado.

Esses sistemas foram abandonados, atualmente, pois são muito incômodos e inúteis.

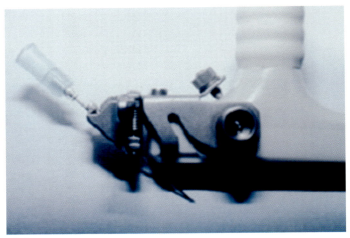

Figura 8.1
Sonda linear com um guia de punção.
Percebe-se que a agulha fina de 20 mm de comprimento fica inutilizável em razão do comprimento do guia.

Punção "à mão livre", sem guia

É a técnica usada atualmente: a agulha não é ligada à sonda; ela é introduzida no feixe ultrassônico pelo lado da sonda linear, a fim de que se veja na tela, em tempo real, o percurso do bisel da agulha, sua penetração cutânea até o nódulo. A extremidade da agulha (o bisel) é representada no monitor do ultrassom por um eco denso (*tip-eco*) (Fig. 8.2).

Controla-se, desse modo, permanentemente, a posição do bisel. A aprendizagem do gesto consiste em manter sempre a agulha no feixe ultrassônico. Não se pode nunca levar para a análise uma extração se não se pôde ver o bisel dentro do nódulo.

Técnicas de extração
Extração por capilaridade

Essa técnica foi desenvolvida na França por Zajdela, em 1987 [22], e é a mais empregada atualmente. É a técnica de extração preconizada pelas mais recentes recomendações [4] e a técnica que empregamos que será descrita aqui.

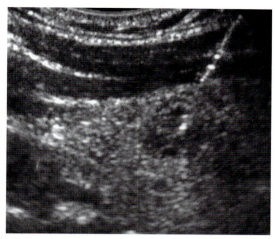

Figura 8.2
Punção manual, sem guia.
A agulha fica visível desde sua penetração até o nódulo, onde o "tip-eco" fica visível na forma de um eco mais denso no centro do nódulo.

É necessário dispor de um ultrassom de localização de qualidade, com definição e numeração nodulares cuidadosas, que permitam definir o(s) nódulo(s) que deve(m) ser extraído(s) [18].

Um esquema de localização nos parece indispensável, a fim de evitar qualquer ambiguidade sobre os nódulos extraídos.

O uso de gel ultrassonográfico (mesmo estéril) não é aconselhado, pois qualquer quantidade de gel, mesmo ínfima, levada pela agulha com a extração poderia torná-la ilegível após coloração. Mergulha-se a sonda na água estéril, o que permite um acoplamento acústico suficiente. Nenhuma anestesia local é necessária, não sendo o exame mais doloroso do que uma simples vacina.

As extrações são feitas com guia ecoscópico, permitindo ver, permanentemente, o bisel da agulha. Este é colocado no nódulo e, então, se imprimem à agulha pequenos movimentos de vai e vem (mudando levemente o eixo de penetração) e de rotação axial, verificando para que a ponta da agulha fique bem no nódulo. O que chamamos de citopunção radial.

O uso de agulhas muito finas (0,45 mm ou 27G) permite aumento capilar do produto de punção, mesmo para um nódulo sólido [22]. Assim que o produto chega na extremidade, a agulha é retirada. Duas ou três passagens são realizadas em cada nódulo [20].

As extrações são colocadas na lâmina e são ou secadas no ar ou fixadas antes de serem levadas ao laboratório. O nome do paciente e o número de localização do nódulo são imediatamente inscritos na parte fosca da lâmina para evitar qualquer erro. Realizamos, normalmente, até 3, ou mesmo 4, extrações de nódulos em uma sessão. Mais do que isso torna-se difícil para o paciente, inclusive doloroso.

O produto de punção é colocado em uma lâmina com uma seringa de ar.

A curta duração do exame (de apenas alguns minutos) nos parece um elemento importante para o sucesso das extrações. Nunca realizamos, assim, as extrações no decorrer da ultrassonografia diagnóstica de localização. Com efeito, além do inconveniente do gel que pode persistir após a limpeza, mesmo cuidadosa, o conforto do paciente será perturbado após um exame diagnóstico geralmente longo (mais de 30 minutos em caso de um número grande de nódulos), e a sensibilidade do pescoço aumentará notavelmente em razão da irritação provocada pela passagem repetida do transdutor. É fundamental, além disso, que o paciente fique bem relaxado, com uma boa hiperextensão do pescoço.

Outros procedimentos às vezes são realizados por algumas equipes: extração "a quatro mãos", em que o ultrassonografista que mantém a sonda garante a localização e a orientação da agulha que é manipulada pelo citopatologista. Em outras equipes, a punção é feita por uma única pessoa, porém, o citopatologista fica presente na sala de punção e controla a qualidade das extrações, o que diminui o número de extrações inúteis.

É possível, também, realizar a extração em um meio líquido. Dois produtos são disponíveis (*ThinPrep-Hologic* e *TriPath Imaging-Becton Dickinson*). Basta armazenar o produto de punção no frasco e enviá-lo ao laboratório.

Extração por depressão

Outra técnica consiste em aplicar uma depressão com uma seringa montada em uma agulha. Usam-se, para isso, agulhas de grande calibre (22G). É a técnica comumente aplicada nos Estados Unidos, onde é conhecida pelo nome de *Fine Needle Aspiration* Biopsy (FNAB) [5].

Obtém-se, desse modo, com frequência, maior quantidade de material, mas também normalmente mais hemático. Demonstrou-se que quanto maior o calibre da agulha, mais frequentes são as complicações e maior a porcentagem de extrações inúteis [8].

Microbiópsia tireoidiana

Diferentemente da citologia, ela busca um fragmento de tecido que permite estudo histológico.

Muito usada antes dos anos 1980, a microbiologia tireoidiana tinha sido quase abandonada em prol da citopunção, após estudos que tinham mostrado sua inferioridade diagnóstica para uma taxa de complicação e um custo de realização maiores [3].

Algumas publicações recentes mostraram, porém, que algumas equipes voltaram a se interessar por essa técnica, com uma taxa de complicações hemorrágicas de, aproximadamente, 1% [16]. Sua principal vantagem reside na maior facilidade de leitura das extrações, ao contrário da citologia, que exige um leitor muito experiente. Trata-se, nesse caso, aliás, do limite atual da citologia, que sofre com o número insuficiente de citopatologistas tireoidianos reconhecidos na França, ainda que este número tenha aumentado claramente nos últimos anos.

Resultados

Os resultados citológicos eram classificados, tradicionalmente, em quatro grupos: benigno, maligno, duvidoso e não contributivo. Uma grande disparidade na forma de redigir os relatórios citológicos tornava difícil a comparação das séries publicadas. Essa situação levou à elaboração de uma terminologia em 2007, em Bethesda (Estados Unidos). Um acordo foi publicado na Europa em 2010, retomando essa terminologia de Bethesda [1]. Ela é resumida na Tabela 8.I. Sua particularidade é associar a cada um dos seis grupos que ela contém um risco de malignidade e uma conduta a seguir.

Tabela 8.I
Classificação citológica de Bethesda: a cada um dos seis grupos é associado o risco de câncer e a conduta a ser seguida

Terminologia	Risco de câncer (%)	Conduta
Não diagnosticado	?	Se nódulo sólido, 2ª FNA Se nódulo cístico, comparar com o exame clínico e US Se zonas suspeitas, aspirar novamente sob controle US 3 meses após a 1ª punção
Benigno	0-3	Simples controle ultrassonográfico de 6-18 meses de intervalo durante um período de 3 a 5 anos
Lesão folicular de significado indeterminado ou ASI	5-15	Se TSH baixo, considerar uma cintilografia; senão, 2ª punção em um prazo de 3 a 6 meses sob controle ultrassonográfico
Neoplasia folicular/ Neoplasia com tipo de células de Hürthle	15-30	Controle cirúrgico
Suspeita de malignidade	60-75	Controle cirúrgico ou tratamento médico específico
Maligno	97-99	Controle cirúrgico ou tratamento médico específico

FNA: punção aspirativa por agulha fina; ASI: atipias de significado indeterminado; US: ultrassom.

Indicações

A citopunção é considerada, atualmente, pela maioria das equipes especializadas, a técnica mais eficaz para selecionar os nódulos a serem operados. Sua aplicação na rotina dos exames permitiu diminuir em quase 50% as indicações operatórias, aumentando em 50% a porcentagem de nódulos cancerosos nas peças operatórias: graças a ela, menos nódulos benignos são operados. As inúmeras recomendações publicadas nesses últimos anos na Europa e nos Estados Unidos atribuem um lugar preponderante à citopunção [13, 15].

Indicações da citopunção diagnóstica dos nódulos tireoidianos conforme as recomendações francesas (2011) [21]

Contexto de risco:
- Antecedente de radioterapia externa na infância
- História familiar de CMT ou NEM2
- Antecedente pessoal ou familiar de doença de Cowden, de polipose familiar, de complexo de Carney, de síndrome de McCune-Albright
- Taxa de calcitonina basal elevada em dois exames seguidos
- Nódulo acompanhado de adenopatia suspeita
- Nódulo descoberto no contexto da avaliação de uma metástase prevalente.

Nódulo de risco:
- Nódulo com características clínicas de suspeita: duração, sinais compressivos, aumento de volume em algumas semanas ou meses
- Nódulo tendo aumentado em 20% o volume (ou cujas duas dimensões aumentaram em, no mínimo, 2 mm) desde a última verificação de tamanho
- Nódulo apresentando, ao menos, dois dos seguintes critérios ultrassonográficos de suspeita: sólido e hipoecogênico, microcalcificações, bordas imprecisas, forma mais profunda do que larga (T), vascularização de tipo IV
- Nódulo identificado quando de um 18FDG-PET com uma zona de hipermetabolismo focal
- Nódulo em que as distribuições citológicas iniciais se revelaram não contributivas, ou comportam uma lesão vesicular de significação indeterminada

Em caso de multinodularidade sem contexto de risco nem nódulo de risco (como definidos a seguir):
- Nódulo dominante > 2 cm (não cístico puro) dentro de uma tireoide plurinodular: uma citopunção se justifica, a fim de não desconhecer um tumor vesicular de grande dimensão (correspondendo a um tumor pT2) que pode ser comum no ultrassom.

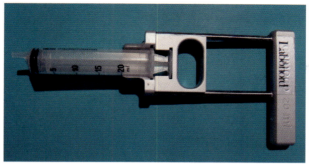

Figura 8.3
Seringa de 20 cm³ montada em um citoaspirador, dispositivo que facilita a aspiração manual durante a punção.

Drenagem dos cistos

É possível drenar nódulos compostos prioritariamente por líquidos com a técnica guiada por ultrassom para controlar a quantidade de líquido retirada.

Antes desse procedimento, realizar-se-á uma extração na zona sólida, a fim de analisar o líquido [9]. Deve-se evitar drenar de uma única vez os cistos muito volumosos. O esvaziamento é feito por meio de uma depressão com a ajuda de uma seringa e um cisto aspirador (Fig. 8.3).

Complicações

A citopunção com a agulha fina é um gesto anódino, feito em ambulatório e bem aceito pelos pacientes que se submetem facilmente à segunda determinação alguns meses mais tarde.

Como para qualquer punção, as eventuais complicações são de três tipos.

Infecção

A assepsia necessária a qualquer ato vulnerável deveria evitar essas complicações.

É preciso ser especialmente prudente com os pacientes imunodeprimidos e com as grávidas [17].

A punção ecoguiada expõe, além disso, a uma possível transmissão infecciosa de um paciente a outro por meio da sonda ultrassonográfica. Bolsas esterilizadas de uso único que envolvem a sonda deveriam, em nossa opinião, ser usadas sistematicamente para evitar, de uma vez por todas, esse tipo de risco (Fig. 8.4).

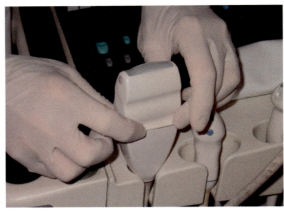

Figura 8.4
Bolsa esterilizada, de uso único, acoplada a um transdutor linear previamente untado com gel.

Hematomas

A tireoide é uma glândula endócrina, portanto, ricamente vascularizada. Apesar do pequeno calibre das agulhas usadas, é prudente aplicar ao longo do exame um curativo compressivo que será mantido por algumas horas. Os tratamentos anticoagulantes são, teoricamente, contraindicados, bem como os distúrbios graves da coagulação. Em caso de tratamento anticoagulante ou antiplaquetário, deve-se perguntar a um colega responsável pela prescrição para saber se este pode ser interrompido por alguns dias ou substituído por um tratamento de curta duração, como pelas heparinas de baixo peso molecular. Deve-se, também, validar a indica-

---

Citopunção e hipocoagulabilidade

Problema frequente: na França, 1,5 milhão de pessoas seguem tratamento antiplaquetário ou anticoagulante

Lista dos agentes antiplaquetários (AAP):

- Aspirina
- Dipiridamol *(Persantin)*
- Tienopiridinas: ticlopidina *(Ticlid)* e clopidogrel *(Plavix)*
- Antagonistas do receptor plaquetário $\alpha IIb\beta 3$ (GPIIb-IIIa)

Lista das antivitaminas K (AVK):

- AVK cumarínicas: *Sintrom, Coumadin*
- Derivado da indadiona: *Previscan*

A eficácia do tratamento é estudada pelo International Normalized Ratio (INR). O nível desejado fica compreendido entre 2 e 3. Abaixo de 2, o tratamento é ineficaz; acima de 5, há superdosagem

ção da citopunção (grau de suspeita do nódulo, inconveniente maior de uma intervenção diagnóstica etc.). A citopunção tireoidiana ecoguiada com a agulha fina é um gesto de risco hemorrágico fraco que pode ser realizado, normalmente, em pacientes que venham usando a droga AVK, contanto que o nódulo possa ter uma compressão direta eficaz ao longo do exame. O mesmo se aplica ao caso dos pacientes tratados por monoterapia antiplaquetária. Em caso de biterapia antiplaquetária, deve-se avaliar bem a relação risco/benefício com o colega que solicitou o exame e com aquele que prescreveu o tratamento antiplaquetário (decisão multidisciplinar). Recomenda-se guardar um documento escrito dessa discussão com os documentos do paciente. O acompanhamento do paciente após o ato é de responsabilidade do médico que realizou a punção.

Os hematomas mais frequentes ocorrem durante o exame: hematoma no ponto de punção ou intratireóideo (Fig. 8.5). Normalmente, uma compressão manual basta para controlá-los. Sua frequência é de menos de 0,1%, segundo nossa experiência.

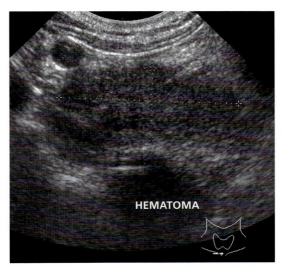

Figura 8.5
Corte longitudinal paramediano: hematoma durante uma punção, indicando uma formação hipoecogênica sensível.

Enxerto tumoral

O risco de enxerto tumoral no trajeto da punção é realmente excepcional, uma vez que a ANDEM (Agência Nacional para o Desenvolvimento da Avaliação Médica) só havia encontrado um único caso em toda a literatura mundial [12]. Esse caso não apresentou, aliás, consequências para o paciente. *Nenhum caso nunca foi descrito com o uso das agulhas mais finas do que 25 G.* Além disso, nenhuma outra complicação séria é descrita na literatura com agulhas de 25 a 27 G.

Referências bibliográficas

1. Ali S, Cibas E. The Bethesda system for reporting thyroid cytopathology: definitions, criteria and explanatory notes. New York: Springer; 2009.
2. (ANDEM) Anpldelém. La prise en charge diagnostique du nodule thyroïdien. Recommandations pour la pratique clinique: Norbert Attali; 1995.
3. Boey J et al. A prospective controlled study of fine-needle aspiration and Tru-cut needle biopsy of dominant thyroid nodules. World J Surg 1984;8:458-65.
4. Borson-Chazot F et al. Recommandations pour la prise en charge des cancers thyroïdiens différenciés de souche vésiculaire. Ann Endocrinol 2007;68:S53-94.
5. Bower BF, Otis R. Fine needle aspiration biopsy of the thyroid: an initial clinical evaluation. Conn Med 1980;44:767-70.
6. Can A, Peker K. Comparison of palpation-versus ultrasoundguided fine-needle aspiration biopsies in the evaluation of thyroid nodules. BMC Res Notes 2008;1-12.
7. Cesur M et al. Comparison of palpation-guided fine-needle aspiration biopsy to ultrasound-guided fine-needle aspiration biopsy in the evaluation of thyroid nodules. Thyroid 2006;16:555-61.
8. Degirmenci B et al. Sonographically guided fine needle biopsy of thyroid nodules: the effects of nodule characteristics, sampling technique, and needle size on the adequacy of cytological material. Clin Radiol 2007;62:798-803.
9. De Los Santos et al. Cystic thyroid nodules. The dilemma of malignant lesions. Arch Intern Med 1990;150:1422-7.
10. Franc B et al. La cytoponction dans les tumeurs de la thyroïde. Revue du Particien 1996;46:2315-20.
11. Gharib H. Fine-needle aspiration biopsy of thyroid nodules: advantages, limitations, and effect. Mayo Clin Proc 1994;69:44-9.
12. Hales MS, Hsu FS. Needle tract implantation of papillary carcinoma of the thyroid following aspiration biopsy. Acta Cytol 1990;34:801-4.
13. Hamburger JI, Hamburger SW. Fine needle biopsy of thyroid nodules: avoiding the pitfalls. N Y State J Med 1986;86:241-9.
14. Hamburger JI. Fine needle biopsy diagnosis of thyroid nodules. Perspective. Thyroidology 1988;21-34.
15. Leenhardt L et al. Indications and limits of ultrasound-guided cytology in the management of nonpalpable thyroid nodules. J Clin Endocrinol Metab 1999;84:24-8.
16. Liu Q et al. Simultaneous fine-needle aspiration and core-needle biopsy of thyroid nodules. Am Surg 1995;61:628-32; discussion 632-3.
17. Sun JH et al. Anaerobic thyroid abscess from a thyroid cyst after fine-needle aspiration. Head Neck 2002;24:84-6.
18. Tramalloni J. Cytoponction thyroïdienne échoguidée. In: Bruneton JP, ed. Imagerie en Endocrinologie. Paris: Masson; 1996. p. 55-59.

19. Tramalloni J *et al.* Cytoponction thyroïdienne échoguidée à l'aiguille fine des nodules thyroïdiens non palpables. J Echographie Med Ultrasons 1989;10:270-4.
20. Tramalloni J *et al.* Etude de l'efficacité de la cytoponction thyroïdienne échoguidée en fonction du nombre de passages. In: Endocrinologie. Liége: Xcd1SFd; 2001.
21. Wémeau JL *et al.* Guidelines of the French society of endocrinology for the management of thyroid nodules. Ann Endocrinol 2011;72:251-81.
22. Zajdela A *et al.* Cytological diagnosis by fine needle sampling without aspiration. Cancer 1987;59:1201-5.

9 Elastografia da tireoide

Em 1991, Ophir descrevia uma nova aquisição em termos de ultrassonografia que permitia avaliar a deformação de um tecido provocada por uma pressão externa [19]. Ele poderia tê-la chamado de "rigidimetria", mas foi o termo *elastografia* que se consagrou. Ele recobre várias técnicas em relação direta com a natureza dos tecidos examinados.

Rigidez: um sinal de malignidade?

A descoberta pela palpação de uma estrutura mais dura em um tecido mole sempre levou à suspeita. Sabe-se que a dureza de um tecido corresponde à perda de sua elasticidade, isto é, de sua capacidade de se deformar e de voltar, em seguida, à forma inicial. A elastografia, ao estudar o par deformabilidade/dureza, busca, justamente, quantificar essa impressão de dureza. Tradicionalmente, todos os nódulos duros são suspeitos.

A maioria dos tumores malignos se caracteriza pela qualidade de seu estroma, anormalmente firme em razão da presença de colágeno e de miofibroblastos. Trata-se da reação desmoplástica. Esse estroma tumoral favorece a proliferação das células malignas (e poderia mesmo dar início a esse processo) [6, 15]. É o caso dos cânceres papilares da tireoide. Porém, os cânceres foliculares geralmente não são identificados por sua dureza.

Além disso, alguns tumores fibrosos benignos são igualmente duros (histiocitofibromas, por exemplo).

Avaliação da rigidez de um tecido [17]

Falamos na palpação.
 Para visualizar, ou mesmo quantificar esse dado, pode-se:

- visualizar sua deformação, o que é possível com a ultrassonografia e com a IRM, ou seja, a elastografia manual (conhecida, também, por elastografia mecânica) que utiliza o módulo de Young;
- medir sua capacidade de modificar a velocidade de uma onda que atravessa, é o caso da elastografia em ondas de cisalhamento (ou *ShearWaves*), que utiliza o módulo de cisalhamento.

Elastografia manual (EM)

A compressão de uma coluna tecidual acarreta a deformação (ou *strain*) das diversas zonas que a constituem em razão de sua elasticidade. A intensidade da compressão aplicada à superfície é chamada de pressão (ou *stress*). A interrupção da compressão restaura o estado inicial (relaxamento).

O módulo de Young ou módulo rigidez – elasticidade tecidual expressa a relação que existe entre a deformação de um sólido e a pressão aplicada (Fig. 9.1).

Incialmente, essa compressão era gerada pela sonda com a impulsão do operador (Fig. 9.2). Atualmente, o aumento da sensibilidade das medidas permite que se use a pulsação arterial (carótida primitiva no caso da tireoide) [2, 7].

A avaliação da deformação é feita por meio de uma codificação colorida ou preta e branca (no exemplo a seguir, o nódulo mole é verde e o nódulo duro é azul) (Fig. 9.3). As formações líquidas aparecem como zonas pretas (Fig. 9.4).

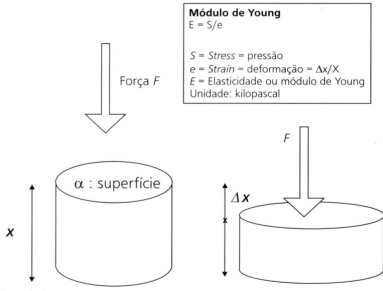

Figura 9.1
Representação do módulo de Young.

Elastografia da tireoide **175**

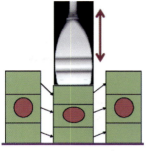

Figura 9.2
Pressão aplicada pela sonda em uma coluna tecidual com um nódulo.

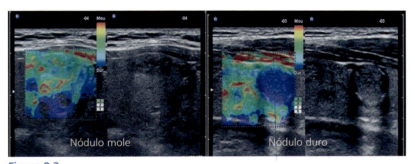

Figura 9.3
EM: codificação colorida.
À esquerda: nódulo mole (benigno). À direita: nódulo duro (câncer papilar).

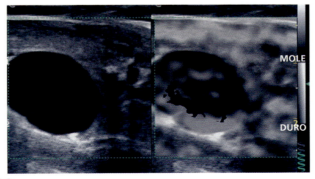

Figura 9.4
EM: aspecto de uma zona líquida.

Algumas características da técnica fazem com que o módulo de Young não seja totalmente aplicável à elastografia relativa:

- impacto da força durante a compressão manual (limitada pelo uso das pulsações arteriais);
- subjetividade relacionada com a avaliação visual nas técnicas que utilizam a codificação colorida.

Em virtude dessas questões, as variações intra e interoperadores continuam sendo significativas.

As técnicas de quantificação resolvem uma parte dessas reservas:

- técnica comparativa: comparação de zonas de interesse (*Region Of Interest* ou ROI) colocadas no nódulo e no tecido sadio. Com algoritmos próprios, a máquina calcula uma razão (Fig. 9.5);
- técnica analítica, realizada em *post-processing*, por meio de *softwares* de quantificação (Fig. 9.6).

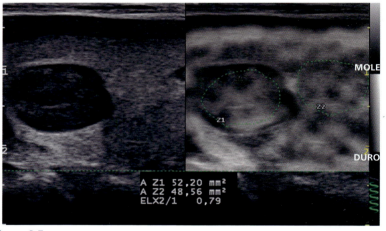

Figura 9.5
EM com quantificação.
Estabelecimento de dois ROI. Razão indicando que o nódulo é mais mole do que o tecido adjacente.

Elastografia em ondas de cisalhamento (EOC)

Ela não registra uma deformação, mas mede uma variação de velocidade:

- a onda inicial ou onda de compressão ultrassonora é gerada pela zona mediana da sonda, de forma rítmica (a cada 2 segundos), sem intervenção do ope-

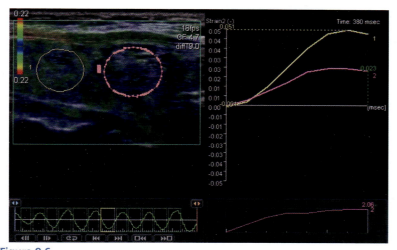

Figura 9.6
EM com quantificação mensurada.
Estabelecimento dos dois ROI. Curva amarela = ROI em tecido sadio. Curva vermelha = ROI em nódulo.

rador. É uma onda extremamente rápida *(Bulk wave)* que cria um cone ultrassonoro (cone de Mach);
- em um ponto de focalização, essa onda vai gerar uma força de radiação acústica que formará ondas perpendiculares que, por sua vez, percorrerão tangencialmente o plano cutâneo. São as ondas de cisalhamento ou *ShearWaves* (Fig. 9.7). Essas ondas, menos rápidas do que a onda inicial, têm sua velocidade aumentada quando atravessam uma estrutura mais dura. Mas são interrompidas pelas zonas líquidas;
- a terceira onda é o feixe de insonação que deve poder registrar essa variação de velocidade e permitir deduzir, assim, µ, o módulo de cisalhamento *(Shear Modulus)*.

Como o módulo de Young equivale a 3 módulos de cisalhamento, pode-se, a partir de uma medida de velocidade, dar um valor da dureza em *kilo* pascal (kPa) (Fig. 9.8).

Dois sistemas que utilizam as ondas de cisalhamento encontram-se atualmente disponíveis:

- SuperSonic Imagine concebeu e comercializou um formador de feixe que permite, a partir do sinal de radiofrequência, extrair até 5.000 imagens/segundo e gravar, assim, as variações de celeridade da onda tangencial distante

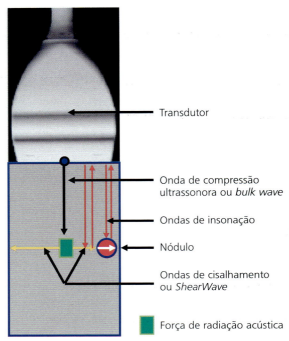

Figura 9.7
Representação da elastografia por ondas de cisalhamento (Aixplorer).

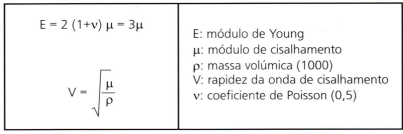

Figura 9.8
Cálculo do módulo de Young a partir da velocidade da onda de cisalhamento.

da onda inicial [3, 22]. Com a plataforma Aixplorer, o valor de dureza das estruturas atravessadas pela *ShearWave* é dado em tempo real, em kPa;
- Siemens com o sistema ARFI *(Acoustic Radiation Force Impulse)* grava o deslocamento tagencial próximo à onda incidente [27]. Na ausência de aquisição de altíssima frequência, a repetição dos tiros de onda de compressão é necessária.

O Fibroscan – EchoSens, que mede a fibrose hepática sem imagem, não se aplica à tireoide [9].

Elastografia da tireoide

Em 2005, Lyshchik estudou, *ex vivo*, a consistência da tireoide e de diferentes tumores tireoidianos e descobriu uma diferença muito significativa entre o câncer papilar (63,3 ± 36,8 kPa) e o tecido sadio (10 ± 4,2 kPa) [12].

Alguns meses após esse estudo, ele publicou um estudo *in vivo* [14]. Foi o primeiro de uma longa série de estudos realizados em elastografia mecânica com compressão manual, depois com pulsação carotídea. Todos esses estudos levaram às mesmas conclusões: uma prevalência elevada dos cânceres nos tumores julgados duros e uma prevalência elevada de tumores benignos naqueles julgados moles [1, 20, 21, 25, 26]. Em 2010, uma metanálise reuniu os resultados desses estudos, confirmando os valores interessantes de sensibilidade e especificidade [5].

Um estudo realizado com técnica de compressão manual, com análise quantificada baseada no uso do *software* Q-Lab (Philips, Bothell, Estados Unidos), foi apresentado no congresso da *Radiological Society of North America* (RSNA), em 2008 [16]. As curvas de compressão recolhidas nos ROI mostram diferenças muito evidentes conforme a natureza dos nódulos (Fig. 9.9). Todos os cânceres diagnosticados em citologia com confirmação histológica (três papilares, um folicular, um medular) apresentavam um índice de rigidez significativamente mais elevado do que o dos tumores benignos (Fig. 9.10).

Em 2010, um primeiro estudo realizado em elastografia *ShearWaves* revelou essa mesma consistência singular dos cânceres papilares com medida objetiva da dureza expressa em kPa [23].

Dados técnicos

Atualmente, todos os fabricantes propõem uma elastografia manual em sua plataforma, a partir do produto de capacidade mediana. Trata-se de um material adicional *(soft)*. Vários desses produtos oferecem uma quantificação comparativa.

O aparelho Aixplorer continua sendo o único a propor a EOC de alta frequência em uma plataforma convencional.

O sistema ARFI é proposto como o produto *top* de linha da empresa.

Condições de exame

A elastografia integra o ato do exame ultrassonográfico convencional. Cada nódulo caracterizado (e localizado no esquema) conta com dois levantamentos de dados elastográficos. O exame é totalmente indolor para o paciente. Uma apneia bastante curta pode ser solicitada. O tempo operatório é assim aumentado, mas em proporções mínimas (alguns minutos apenas). Um estudo pós-processo de-

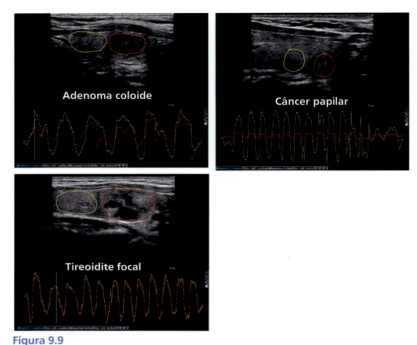

Figura 9.9
EM: exemplos de elastogramas (tecido sadio: traçado amarelo; nódulo: traçado vermelho).
Adenoma coloide: curva no nível do nódulo, cuja amplitude difere pouco daquela do tecido sadio.
Tireoidite focal: as duas curvas são idênticas.
Câncer: curva nodular de fraquíssima amplitude: nódulo duro, pouco deformável.

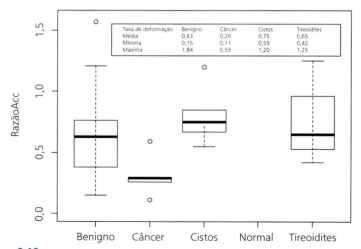

Figura 9.10
EM: quantificação.
Cálculo de um índice de dureza, distinguindo-se claramente no caso do câncer.

manda, com certeza, mais tempo (é mais "cronófago"). Nenhuma codificação adicional, como a CCAM (classificação comum dos atos médicos), foi prevista até o momento.

Durante uma EOC (Aixplorer), a imagem *ShearWaves* foi justaposta à imagem em modo B. A caixa colorida localiza a zona de insonação *ShearWaves*. Regiões pertinentes são posicionadas em relação ao nódulo e ao tecido sadio congênito (Fig. 9.11). As medidas de dureza média, mínima e máxima são feitas em cada ROI, bem como o desvio padrão que aumenta com a heterogeneidade do tecido. A razão de rigidez entre as duas ROI é calculada.

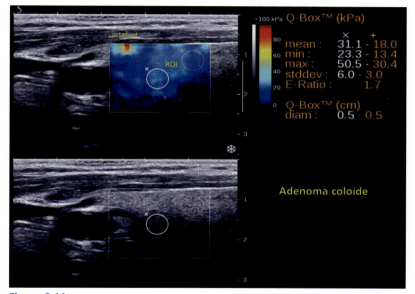

Figura 9.11
EOC: adenoma coloide, tumor de rigidez moderada.
Rigidez média: 31 kPa; razão: 1,7. Fraca dispersão da diferença-tipo.

Vantagens da elastografia de tireoide
Constata-se:

- melhora do valor preditivo positivo (VPP) de malignidade fornecido pelo estudo ultrassonográfico convencional. A elastografia deve, nesse sentido, ser integrada a esse estudo enquanto elemento de caracterização ultrassonográfica do nódulo, como determina a Sociedade Francesa de Endocrinologia (SFE) em seu recente "Consenso sobre o tratamento do nódulo tireoidiano". Em nenhum caso, porém, ela poderia substituí-lo;

- um auxílio na caracterização de certas estruturas:
  - pseudonódulos de tireoidite;
  - cistos de conteúdo espesso que podem se sobrepor a um nódulo sólido hipoecogênico.

Por outro lado, a elastografia tireoidiana apresenta alguns limites, como:

- a necessidade de comparação com um tecido considerado sadio, do qual não se conhece a rigidez absoluta. O problema surge particularmente em caso de nódulo desenvolvido dentro de uma tireopatia autoimune [6];
- a impossibilidade de comparação em certos casos (nódulo ocupando todo o lobo tireoideano, nódulo em uma sequela de cavidade);
- dificuldades para avaliar a intensidade da onda de compressão.

A EOC supera esses limites ao dar valores absolutos da dureza tecidual. Esses valores são, geralmente, da ordem de 10 a 40 kPa para o tecido sadio e para os nódulos benignos, e passam de 65 kPa nos cânceres papilares (Fig. 9.12). Pode-se calcular uma razão de rigidez entre o nódulo e o tecido adjacente. Em uma série pessoal (dados ainda não publicados), os valores da razão são da ordem de 1 a 1,2 para os tumores benignos, e superiores a 3,7 no caso de cânceres papilares (Fig. 9.13).

Alguns dados, porém, ainda devem ser confirmados:

- dimensões e posicionamento das ROI;
- esclarecimento do papel da viscosidade tecidual [4].

Caso particular do gânglio

Em EM, a adenopatia metastática tem um aspecto muito diferente daquele do gânglio normal [13] (Fig. 9.14). Na ausência de tecido comparativo, é impossível se medir a razão.

Em compensação, em EOC, as primeiras constatações mostram bem uma dureza particular nas lesões secundárias, o que poderá, provavelmente, orientar a agulha de citopunção [18] (Fig. 9.15).

Perspectivas para um futuro próximo

Os futuros estudos em EOC deverão poder confirmar os primeiros dados e discriminar os valores mínimos de dureza nodular.

Esses estudos talvez nos permitam individualizar os nódulos que devem levar à cirurgia no contexto dos tumores foliculares, para o qual a combinação ultrassonografia–citopunção contribui pouco (Fig. 9.16). O mesmo ocorre com nódulos puncionados repetidas vezes com esfregaços não contributivos.

O estudo da dureza da tireoide não nodular é, igualmente, muito promissor. Uma publicação recente mostrou a dureza constatada em uma tireoidite de Riedel [24].

Por fim, a ideia de selecionar nódulos para serem puncionados prioritariamente em um bócio multinodular é muito sedutora [8, 11].

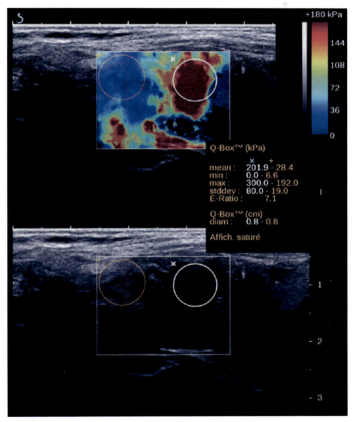

Figura 9.12
EOC: câncer indiferenciado, tumor muito duro.
Rigidez média > 200 kPa. Razão > 7. Dispersão muito elevada.

184   Ultrassonografia da tireoide

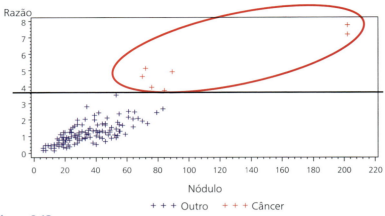

Figura 9.13
Razão de dureza em EOC.
Todos os cânceres são > 3,7.

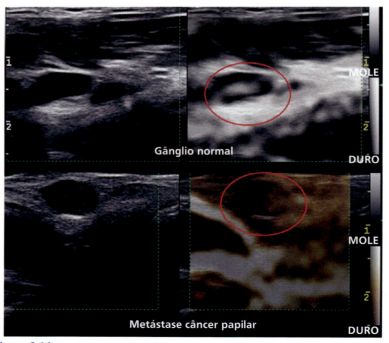

Figura 9.14
EM: gânglio sadio e metástase de um câncer papilar.

Elastografia da tireoide **185**

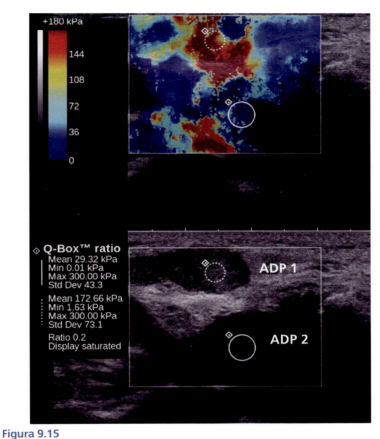

Figura 9.15
EOC: metástases de câncer papilar.
ADP: adenopatia.
ADP1 ainda não tratada. Dureza média 172 kPa.
ADP2 pós-alcoolização. Dureza média 30 kPa.

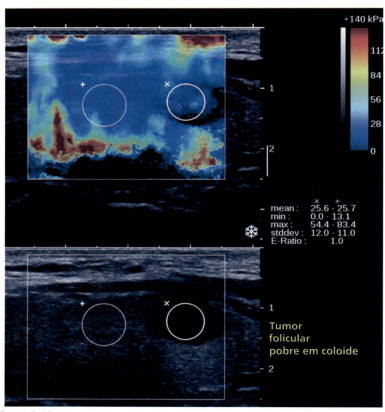

Figura 9.16
EOC: tumor folicular não coloide.
Rigidez média 25 kPa. Razão próxima de 1.

Conclusão

A elastografia é, inegavelmente, um avanço tecnológico maior, com certeza o mais importante desde o surgimento da ultrassonografia em Doppler colorido (1982).

As características anatômicas da tireoide (órgão superficial) e a frequência da patologia nodular fazem dela um órgão ideal para o uso dessa técnica.

A elastografia manual provou sua pertinência diagnóstica, e é fornecida, atualmente, por todos os fabricantes.

A elastografia em ondas de cisalhamento está pronta para se tornar a técnica de referência. Os estudos prospectivos (ainda em realização) confirmarão esse dado provavelmente, como ocorreu com a mama. Sua utilização combinada com outras técnicas de imagem é muito promissora (3D-4D, produtos de contraste ultrassonográfico).

A elastografia não deve ser considerada uma alternativa à ultrassonografia convencional, mas como um parâmetro adicional que otimiza o VPP de malignidade da ultrassonografia [10], o que nos leva a ser cada vez mais rigorosos na caracterização nodular.

Referências bibliográficas

1. Asteria C et al. US-elastography in the differential diagnosis of benign and malignant thyroid nodules. Thyroid 2008;18:523-31.
2. Bae U et al. Ultrasound thyroid elastography using carotid artery pulsation: preliminary study. J Ultrasound Med 2007;26:797-805.
3. Bercoff J et al. Supersonic shear imaging: a new technique for soft tissue elasticity mapping. IEEE Trans Ultrason Ferroelectr Freq Control 2004;51:396-409.
4. Bercoff J et al. The role of viscosity in the impulse diffraction field of elastic waves induced by the acoustic radiation force. IEEE Trans Ultrason Ferroelectr Freq Control 2004;51:1523-36.
5. Bojunga J et al. Real-time elastography for the differentiation of benign and malignant thyroid nodules: a meta-analysis. Thyroid 2010;20:1145-50.
6. Di Pasquale M et al. Pathologic features of Hashimoto's-associated papillary thyroid carcinomas. Hum Pathol 2001;32:24-30.
7. Dighe M et al. Differential diagnosis of thyroid nodules with US elastography using carotid artery pulsation. Radiology 2008;248:662-9.
8. Dighe M et al. Utility of the ultrasound elastographic systolic thyroid stiffness index in reducing fine-needle aspirations. J Ultrasound Med 2010;29:565-74.
9. Foucher J et al. Diagnosis of cirrhosis by transient elastography (FibroScan): a prospective study. Gut 2006;55:403-8.
10. Leenhardt L et al. Good practice guide for cervical ultrasound scan and echo-guided techniques in treating differentiated thyroid cancer of vesicular origin. Ann Endocrinol (Paris) 2011;72:173-97.
11. Luo S et al. Screening of thyroid nodules by ultrasound elastography using diastolic strain variation. Conf Proc IEEE Eng Med Biol Soc 2009 2009;4420-3.
12. Lyshchik A et al. Elastic moduli of thyroid tissues under compression. Ultrason Imaging 2005;27:101-10.
13. Lyshchik A et al. Cervical lymph node metastases: diagnosis at sonoelastography – initial experience. Radiology 2007;243:258-67.
14. Lyshchik A et al. Thyroid gland tumor diagnosis at US elastography. Radiology 2005;237:202-11.
15. Mai KT et al. Infiltrating papillary thyroid carcinoma: review of 134 cases of papillary carcinoma. Arch Pathol Lab Med 1998;122:166-71.
16. Monpeyssen H et al. Quantitative Elastography of Thyroid Nodules: Preliminary Results. RSNA, Chicago 2008.
17. Monpeyssen H et al. Elastographie thyroïdienne. Correspondances en Métabolismes Hormones Diabetes et Nutrition 2010;XIV:202-8.

18. Nazarian LN. Science to practice: can sonoelastography enable reliable differentiation between benign and metastatic cervical lymph nodes? Radiology 2007;243:1-2.
19. Ophir J et al. Elastography: a quantitative method for imaging the elasticity of biological tissues. Ultrason Imaging 1991;13:111-34.
20. Rago T et al. Elastography: new developments in ultrasound for predicting malignancy in thyroid nodules. J Clin Endocrinol Metab 2007;92:2917-22.
21. Rubaltelli LC et al. Differential diagnosis of benign and malignant thyroid nodules at elastosonography. Ultraschall Med 2009;30:175-9.
22. Sandrin L et al. Time-resolved pulsed elastography with ultrafast ultrasonic imaging. Ultrason Imaging 1999;21:259-72.
23. Sebag F et al. Shear wave elastography: a new ultrasound imaging mode for the differential diagnosis of benign and malignant thyroid nodules. J Clin Endocrinol Metab 2010;95:5281-8.
24. Slman R et al. Ultrasound, Elastography and FDG-PET/CT imaging in Riedel's thyroiditis: report of two cases. Thyroid 2011;21:799-804.
25. Tranquart F et al. [Elastosonography of thyroid lesions]. J Radiol 2008;89:35-9.
26. Wang Y et al. Differential diagnosis of small single solid thyroid nodules using real-time ultrasound elastography. J Int Med Res 2010;38:466-72.
27. Zhai L et al. An integrated indenter-ARFI imaging system for tissue stiffness quantification. Ultrason Imaging 2008;30:95-111.

Índice remissivo

Entradas acompanhadas pelas letras *f* em *itálico* e **t** em **negrito**
indicam figuras e tabelas respectivamente.

A

Adenomas
  tireotrópicos, 140
Adenopatia(s)
  com microcalcificações, *80f*
  hiperecogênica, *80f*
  satélites, 76, *77f*
Agudas
  tireoidites, 103
    em fase de coleção, 104
    em fase pré-supurativa, 104
    evolução, 105

B

Basedow
  doença de, *33f*, 112
    antitireoidianos de síntese na, 145
    definição, 112
    eco-Doppler colorido, 114
    formas clínicas, 117
      associadas, 120
      evolutivas, 117
      terapêuticas, 120
    ultrassonografia, 112
Boceladura glandular, *46f*
Bócios, 27
  definição, 27
  diferentes, 28
    perguntas, 28
  diagnóstico, 27
  generalidades, 27
  técnicas de exame, 28
  topografia, 27
    localização, 27
  volume, *28f*

C

Cânceres, 69
  revisão anatomopatológica e
    epidemiológica, 69
  classificação, 69
    anaplásico, 85
    difusos, 84
    indiferenciado, 92
    medular, 89
    nodulares, 71
  tratamentos, 86
  tireoidiano, 155
    observação ultrassonográfica, 156
    primeiro exame de ultrassom
      pós-cirúrgico, 157
    técnicas cirúrgicas, 155
Carcinoma
  anaplásico, 83, *83f*
  difuso, 84
  papilar esclerosante, 84
  medular, 81, *81f*
  vesicular, 82, *82f*
Cervicotomia
  cicatriz de, 152
Cisto, *48f*
Citocinas, 138
Citopunção
  com agulha fina, 150
  ecoguiada, 161
    classificação, **165t**
    complicações, 167
      enxerto tumoral, 170
      hematomas, 168
      infecções, 167
    drenagem, 167
    indicações, 166
    resultados, 165
    técnicas de extração, 162
      microbiópsia tireoidiana, 162
      por capilaridade, 162
      por depressão, 164
    técnicas de punção, 161
      punção à mão livre, 162
      sistemas com guia, 161

Compressão
  esofágica, 30
  neurológica, 30
  traqueal, 30
Corpos ultimobranquiais
  desenvolvimento dos, 2
  formação dos, *3f*
Criança
  nódulos na, 66

D

Distireoidismos, 109
  autonomização difusa, 134
  classificação dos, 141
  definição, 109
  modificações ultrassonográficas, 109
    manifestações no ultrassom, 109
    mecanismos, 109
  nódulo autônomo, 132
  tireoidites linfocíticas, 122
    subagudas, 129
  tireopatias autoimunes, 112
  tireopatias iatrogênicas, 134
    relacionadas com o iodo, 135
Divertículo tireoidiano, 1
Doença de Basedow, *33f*, 112
Doppler
  colorido, *7f*, 57
  pulsado, 58

E

Eco-Doppler
  colorido, *8f*
Ectopias, 2
Elastografia, 58
  da tireoide, 173, 179
    caso particular, 182
    condições, 179
    dados técnicos, 179
    em ondas de cisalhamento, 176
    manual, 174
    rigidez
      avaliação da, 173
      sinal de malignidade, 173
    vantagens, 181

F

Fibrose septal
  hiperecogenicidade da, 110
  de grau 1, *111f*

G

Granulações
  coloidais, *50f*, *56f*
Granulomatosa
  tireoidite, 97
    clínica e biologia, 97
    ultrassonografia, 98
      fase de recuperação, 102
      fase inicial, 98
      formas clínicas, 103
Gravidez
  nódulos e, 66

H

Hashimoto
  tireoidite de, *34f*, 122
    aspecto manchado, *124f*
    dolorosa, 38
    eco-Doppler, 125
    ultrassonografia, 122
Hematocele, 36, *37f*, *49f*
  volumosa, *39f*
Hematoma, 150
  superficial, *150f*
Hormônios tireoidianos, 11
  biossíntese dos hormônios tireoidianos, 12, *13f*
  efeitos específicos de órgãos, 12
  efeitos fisiológicos, 11
  efeitos metabólicos, 12
  estrutura dos, 11
  fatores de regulação da secreção, 13
    iodúria, 14
    tireocalcitonina, 14
    tireotrofina, 13

I

Iodo
  carência de, 135
  excesso de, 136
  tratamento com, 145
Iodúria, 14
Istmo, 18
  hipertrofiado, 18
  volume, 18
Istmolobectomia, *153*

L

Linfoma, 38, 84
  difuso, *39f*
  tireoidiano, 84

Lítio, 137
Lobectomia, 153
L-tiroxina, 138

M
Microcalcificações, 55f, 56f

N
Nodulectomia, 153
Nódulos, 43
   acompanhamento, 64
   afecções frequentes, 43
   anatomopatologia, 44
   aspecto do, 71
      locorregionais, 75
   autônomo, 132
      eco-Doppler, 132
      ultrassonografia, 132
   casos particulares, 66
      incidentaloma, 67
      na criança, 66
      na gravidez, 66
   definição, 44
   descrição ultrassonográfica, 47
      calcificações, 54
      consistência, 58
      contato capsular, 51
      contornos, 51, 71
         festonados, 72f
         imprecisos, 73f
      ecoestrutura, 47, 71
      ecogenicidade, 49, 71
      forma, 51, 74
      microcalcificações, 71
      vascularização, 57, 74, 75f
         Doppler
            colorido, 57
            pulsado, 58
   diagnóstico, 62
   diagnóstico diferencial, 46
   diagnóstico positivo, 44
   localização, 58
   sistema TI-RADS, 58, **60t, 61t**

P
Pemberton
   sinal de, 32f
Pirâmide de Lalouette, 19
   definição da, 19

Primórdio tireoidiano, 1
Punções, 149
   com alcoolização, 150
   evacuadora, 149

Q
Quervain-Crile
   tireoidite de, 97, 130

R
Radioiodo
   tratamento com, 146
Radioterapia, 158
Riedel
   tireoidite fibrosa de, 106, 106f, 107f
   definição, 106

S
Sinal de Pemberton, 32f
Síndrome de autonomização, 130
   detecção de nódulos, 130
Sistema TI-RADS, 58
   formulário, **60t**
   pontuação, **61t, 63t**

T
Tireoide
   atrófica, 127f
   da adolescência, 128
   normal e variantes, 1
      aspectos ultrassonográficos normais, 17
      istmo, 18
      lobo piramidal, 19
      lobos laterais, 17
   generalidades, 1
      anatomia, 3
      anomalias embriológicas, 2
      embriologia, 1
      fisiologia, 11
   técnica ultrassonográfica, 15
      conteúdo mínimo, 16
      cortes, 16
      material, 15
      posição do paciente, 15
   variantes anatômicas, 20
      de situações, 25
      da forma, 20
      do tamanho, 21

subaguda linfocítica, 129
  tratada, 145
    câncer tireoidiano, 155
    cirurgia, 150
      técnica, 153
    punções, 149
      citopunção, 150
      com alcoolização, 150
      evacuadora, 149
    radioterapia, 158
    tratamentos, 145
      com iodo, 145
      com radioiodo, 146
      por L-tiroxina, 145
Tireoidectomia, 153
Tireoidite de Hashimoto, *34f*
Tireoidites, 97
  agudas, 103
    em fase de coleção, 104
    em fase pré-supurativa, 104
    evolução, 105
  fibrosa de Riedel, 106
  linfocíticas, 97, 122
  subaguda de De Quervain-Crile, 97
Tireopatias
  autoimunes, 112
  iatrogênicas, 134
  relacionadas com o iodo, 135
Tireotrofina, 13
Tirocalcitonina, 14
Tirosinoquinase
  inibidores de, 138

V

Vascularização
  arterial, 6
  esquema anatômico da, *7f*
Veias tireoidianas, 9
  esquema anatômico das, *9f*